JN188934

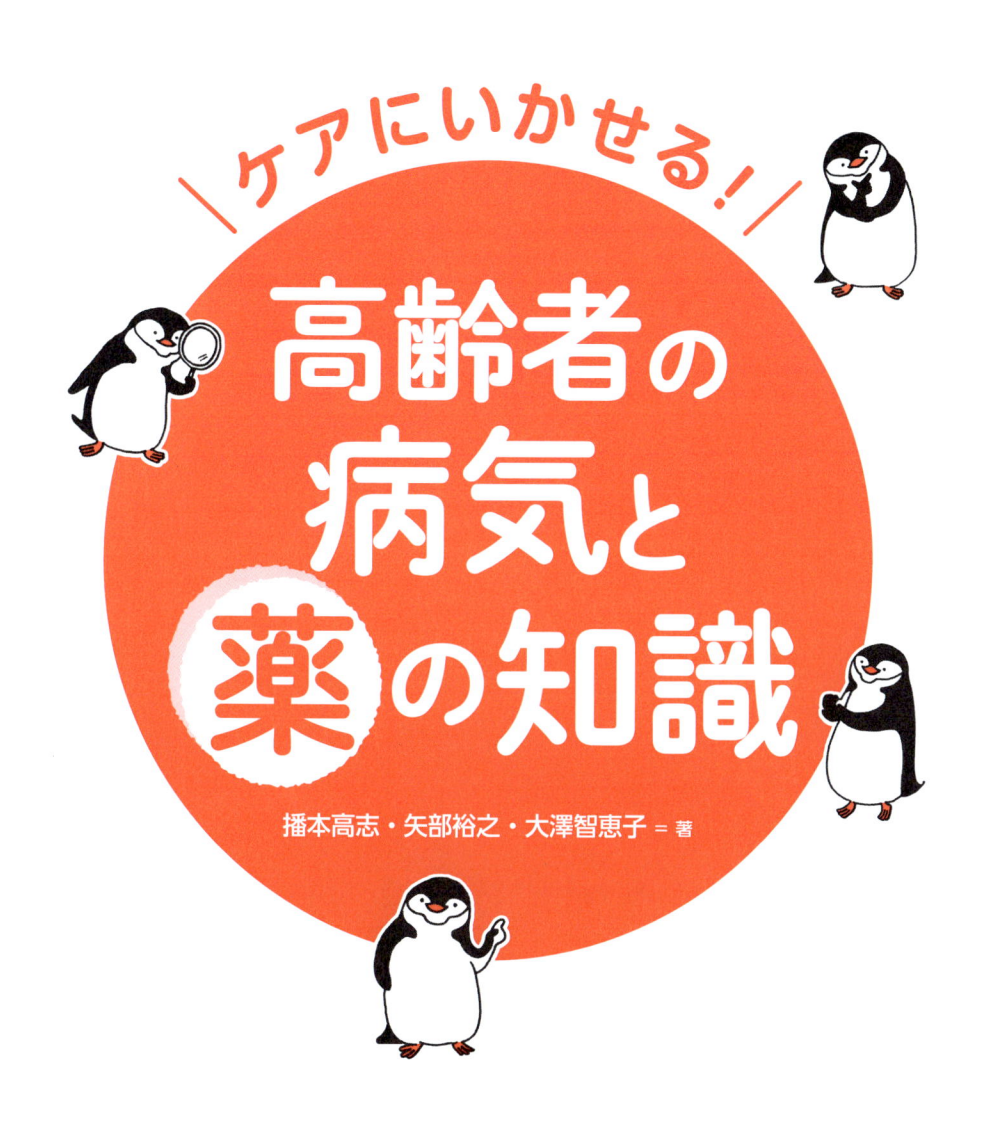

ケアにいかせる！

高齢者の病気と薬の知識

播本高志・矢部裕之・大澤智恵子 ＝ 著

中央法規

はじめに

　わが国は、超高齢化社会を迎えるなか、利用者の方のニーズに応えるさらなる進化を目指して、医療面では今まで病院に入院していた医療依存度の高い方々も地域の中で在宅医療を受けながら生活をする流れがあります。介護する家族も、施設へのニーズは根強いものの、在宅介護を希望する大きな変化を感じます。在宅医療や介護は、本人や家族のためにも進むべき道だと思います。

　医療的ニーズのある高齢者が在宅生活をおくる上で、介護職は中心的な役割を担う専門職であることは言うまでもありません。介護職はその方の「命」と「生活」を支援していますが、今後はさらに医療に近づいた介護、言いかえれば、看護師などの医療職との一層の連携が必要になってくるのは間違いないでしょう。

　そこで本書では、「介護職に必要な高齢者の病気と薬の知識」というテーマで、介護現場でよく遭遇する34の病気とそれに使われる薬、さらに観察とケアのポイントをわかりやすく解説しました。これらの知識を持っていると、早めに病気の推測や緊急性の判断ができ、適切な治療につなげることができます。

　各項目は次のように構成されています。まず、「どんな病気？」「症状」「観察とケアポイント」「予防と治療」で、病気の基礎知識を解説します。次に「よく使われる薬と服薬時の注意点」で薬の説明をします。高齢者は基礎疾患を持ち、内服治療をしている方がほとんどです。介護職は、その方がどのような薬を飲んでいて、その薬はどのような効果が期待され、どのような副作用があるのか理解していることが大切です。最後に「かかわりの好事例」で、日常の経験から得た貴重で、具体的な好事例を紹介しています。各事例は日々のケアのヒントになるでしょう。

　読者の皆さまが本書を活用することで、高齢者の命と生活を支援し、多職種連携のチームの一員として活躍する一助となれば幸いです。

2019年8月
著者を代表して

播本　高志

目次

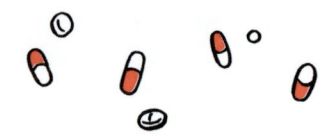

はじめに

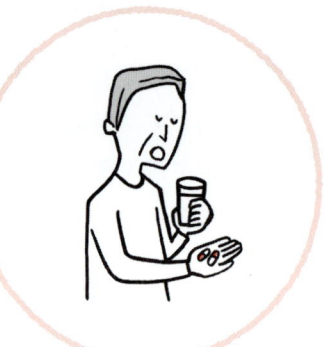

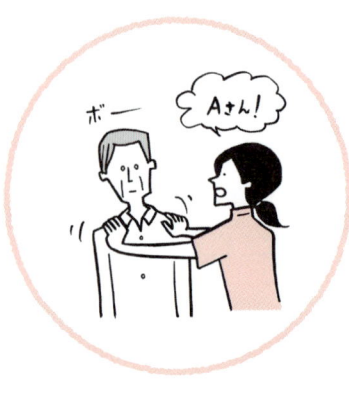

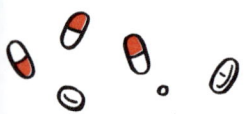

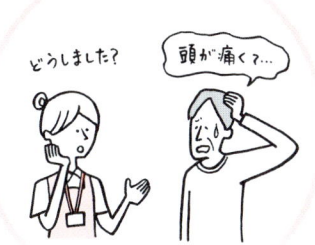
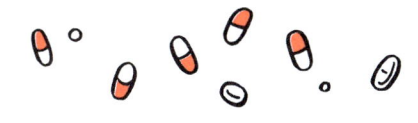

第2章 疾患ごとの観察とケアの ポイント、よく使う薬

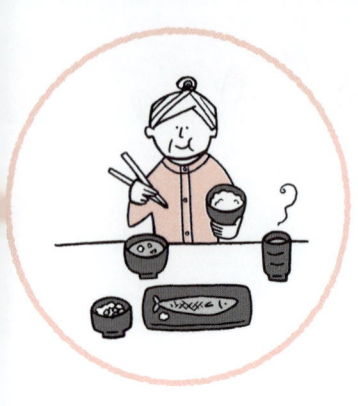
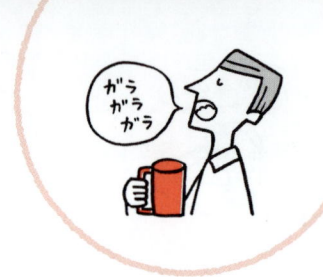

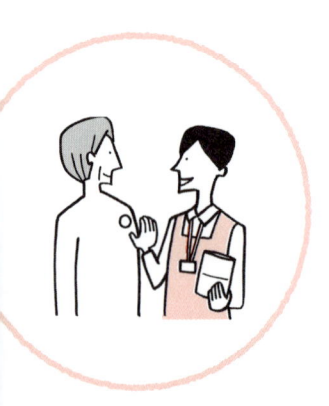

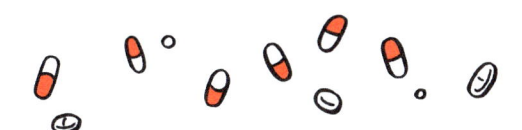
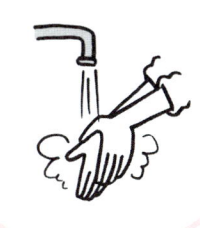

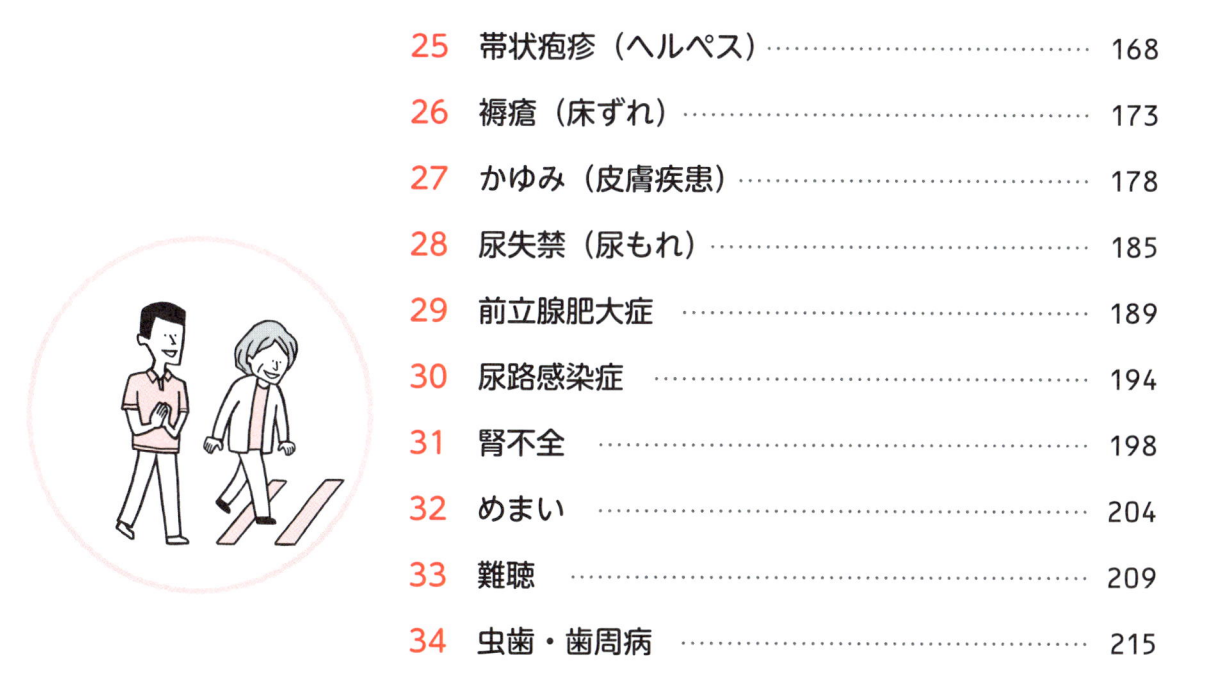
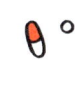

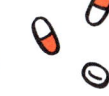

第 **1** 章

介護職に必要な 高齢者の病気と薬の 基礎知識

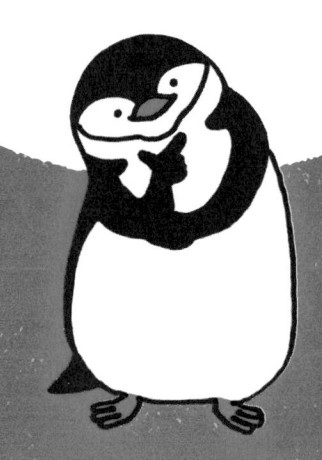

① なぜ、介護職に病気と薬の知識が必要なのか？

● 介護職は要介護高齢者の在宅生活を支える要

　超高齢社会を迎え、医療費はどんどん増加し、これまで病院に入院していた医療依存度の高い方も、在宅や地域で生活をするようになりました。そして今後は、そうした人がもっと増えることが予想されます。つまり、介護職は今まで以上に、医療に近づいた介護が求められることになります。

　たとえば人工呼吸器の方や経管栄養の方、ストーマ造設後の方、喀痰吸引が必要な方などが医療だけの対象ではなく、介護の対象ともなるのです。ですから介護職の役割はさらに広がり、在宅で療養生活をする方々にとって、とても重要な役割を持つことになります。

　介護職には必要な知識と技術として、身体的・精神的側面のアセスメント、急変時の判断と対応、生命維持・生活維持における諸問題の解決力が求められます。その方の生活を支えている介護職は、一番身近にいる専門職です。プロであるからこそ、その方の異常を早めにキャッチして、医療職へつなげられることが求められ、それが命を支える重要な役割となり、さらにその方の望む生活の維持にもつながるのです。

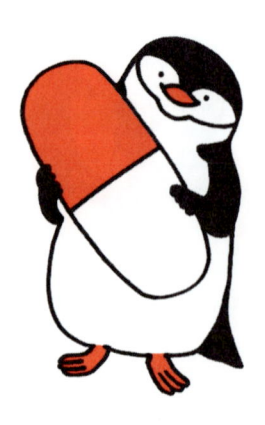

● 高齢者の病気と薬の知識は必須

そのために介護職が身につけていなければならない知識は、高齢者の病気と症状、観察ポイントなどです。これらの知識を持っているからこそ、早めに病気の予測や、緊急性の判断ができ、治療へつなげることができるのです。

高齢者は、免疫力が弱く感染しやすかったり、病気になっても特徴的な症状が出にくかったり、自覚症状があっても、それをうまく伝えることができなかったりします。だからこそ周りの者が、その症状に気づけるかが重要なポイントになります。この周りの者こそが、一番身近にいるプロである介護職なのです。

さらに高齢者の介護で忘れてはならないことが薬の知識です。高齢者は基礎疾患を持ち、内服治療をしている方がほとんどです。介護職は、その方が何の薬を飲まれていて、その薬はどのような効果が期待され、さらに、どのような副作用があるのか、その薬の内服方法や時間は適切か、内服における注意事項等を理解していることが望ましいといえます。

● チームケアが円滑に行われるために

医療や介護の仕事は、命と向き合う仕事です。その方の命と生活を支援するために、多職種が連携して情報を共有します。この時、お互いの職域を守りながら同じゴールに向かってケアを構築していくチームケアは、とても重要です。このチームケアが円滑に行われるためには、介護職として、高齢者の病気や薬の正しい知識を持ち、必要時、アセスメントした適切な情報を医療職へ提供できる力を持つことが大切です。

正しい知識を持ち、それに沿って適切なアセスメントができ、そこから根拠のあるケアにつながったとき、私たちは「介護は大変。でも、誇りの持てる素敵な仕事」と思えるのではないでしょうか。

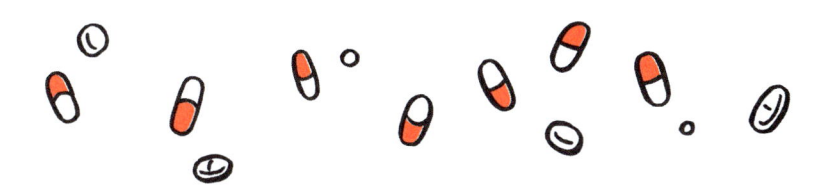

2 高齢者にみられがちな徴候

　高齢者の身体的な特徴は、総合的に抵抗力、免疫力が低下することです。もともと、基礎疾患を抱えている方が多く、さらに、認知症や失語症などで自分の体の変化をうまく伝えることができない場合も多いです。また、病気になっても典型的な症状がでにくいといった特徴もあります。

1 頭部

脳血管障害（脳卒中）[4] *

1 脳梗塞

　梗塞とは、血管内に何かしらの詰まりが生じて、そこから先の血流が完全になくなった状態です。その詰まりが脳血管に起きた状態が脳梗塞です。一時的な詰まりの場合は、一過性脳虚血発作という形で一時的な症状が現れます。

2 脳出血

　脳内の血管が破れて出血した状態です。

3 くも膜下出血

　脳とその表面を覆うクモ膜との間にある脳動脈瘤が破裂し、急激に多量に出血し頭蓋内圧が急激に上昇したり、二次的な血流障害を起こしたりすることにより、生命を脅かす事態になります。脳卒中のなかでも死亡率の高い危険な病気です。

　123 は、脳卒中と言われます。脳の血流がなくなると細胞内に酸素やブドウ糖が行かなくなり、その血管が支配する脳神経細胞が死んでしまい、いろいろな症状が現れます。

＊見出しと本文中の色数字は第2章の項目番号を表しています。

4 硬膜下血腫 [5]

　慢性硬膜下血腫は、硬膜の下でじわじわと出血した状態です。高齢者で、脳梗塞の予防などのために血液をサラサラにする薬を飲んでいる方に多く、ゆっくり出血が起こるので、いつ頭をぶつけたか忘れてしまっている場合もあります。これに対し、急激に起きた場合は急性硬膜下血腫となります。

5 認知症 [15,16]

　脳の神経細胞が障害を受けて変性したり、減少していくことで、認知機能の低下が起こり日常生活に支障をきたしている状態です。脳の神経細胞が変性し認知機能が低下する変性性認知症や、脳血管疾患の後で脳の血流障害から起こる血管性認知症があります。

　認知症を完治する薬は現在ありません。よって本人が心地よく暮らせるよう、日々の生活支援や環境調整が大切になります。

　一方、認知症の症状を起こす原因が脳の神経細胞以外にある場合は、その原因を無くすことにより認知症の症状が改善されることもあります。たとえば、慢性硬膜下血腫[5]、正常圧水頭症、ビタミン不足、アルコール依存などです。

2 眼 [24]

1 白内障 [24]

　高齢になれば100％起こると言われる水晶体が混濁する疾患です。もちろん個人差がありますので、手術が必要な人、点眼薬治療のみの人、特に何もしないで経過する方もいます。進行すると、黒目が白く濁って見えるようになります。

2 緑内障 [24]

　眼圧の上昇により視神経に異常が起こり、視力や視野に障害が起こる病気です。自覚症状も少なく進行し、視野が狭くなる症状で気がつくことが多く、失明の原因の第1位です。

③ 糖尿病性網膜症

　糖尿病 [10] の合併症の1つです。眼底にある網膜に障害が起き、失明の原因の第2位です。

④ 加齢黄斑変性症 [24]

　加齢により、網膜の中心部の黄斑に障害が生じて歪んだように見えます。やはり失明の危険があります。

3　難聴 [33]

　高齢者は比較的高音が聞きにくい特徴があります。これは感音性難聴によるものですが、一方で伝音性難聴が合併している場合もあります。伝音性難聴は耳垢などで音の通路が塞がり難聴になっているので、耳垢を除去すれば聞こえる可能性があります。

4　肺疾患

① 肺炎

　肺炎球菌やマイコプラズマなどによる細菌性肺炎、インフルエンザウイルス [13] やアデノウイルスなどによるウイルス性肺炎、クラミジア肺炎などがあります。特に高齢者の場合は、誤嚥性肺炎 [9] が多いと言われていますが、高熱になることもなく自覚症状が少ないため、わかりづらく「実は肺炎だった」ということがよくあります。体重減少や痰がらみ、微熱が続くといった症状の段階で肺炎を疑うことが大切です。

2 肺気種

　肺胞の壁が破壊され、癒着などにより肺胞が異常に持続的に拡張していきます。正常だと小さなブドウの房状の肺胞が、大きな袋状に変質します。肺胞を取り巻く毛細血管も少なくなるためガス交換の量が減り、息切れがして苦しくなったり、咳や痰が続くなどの症状が現れます。過去の喫煙が原因になっている場合が多くみられます。

5 運動器

1 大腿骨頸部骨折 [22]

　股関節のなかで、大腿骨の骨頭を支える頸部の骨折で、高齢者に多い骨折です。高齢者のほとんどは骨粗しょう症などで骨がもろいため、転倒などで容易に骨折してしまいます。基本的には手術療法となります。

2 腰椎圧迫骨折

　脊椎圧迫骨折の一種で、尻もちをつくなど、外部から加えられた圧迫する力によって脊椎の椎体が潰れてしまう骨折です。寝返りを打つことさえ困難なほどの激しい痛みが起こります。基本的な治療法は保存療法で、椎体が壊れた状態のまま患部を固定して安静を保ち、骨が形成されるまで待ちます。痛みが和らいできたら徐々に筋力を回復させるためにリハビリをします。

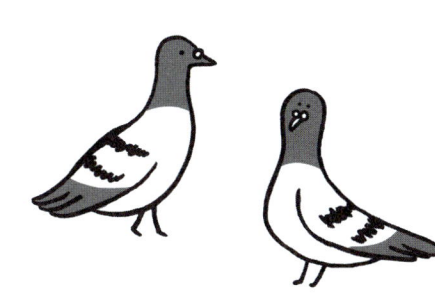

6 内分泌

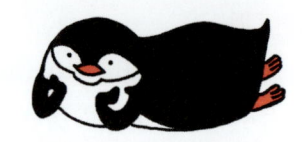

1 糖尿病 [10]

　内分泌疾患のなかでも多い疾患です。ホルモンが分泌されることを内分泌といいます。ホルモンとは、内分泌臓器で作られ、血液中を流れていろいろなところに作用を及ぼす物質の総称です。糖尿病はインスリン・グルカゴンなどのホルモンがうまく働かず、血液中の糖分が異常に増加した状態です。長く血糖コントロールができない状態が続くと、合併症を引き起こします。神経障害・網膜症・腎症が三大合併症です。

2 甲状腺機能低下症

　甲状腺ホルモンは細胞の新陳代謝を活発にし、生きるために不可欠なホルモンです。甲状腺ホルモンの分泌が減ることで全身の代謝が低下し、さまざまな症状が現れます。

　症状としては、記憶障害、抑うつ、無気力、脱毛、寒がり、むくみ [12] などがあります。うつ傾向の原因に、うつ病 [18] や認知症 [15,16] 以外の身体疾患として、甲状腺機能低下症であることがまれにあります。血液検査で診断がつき、ホルモン剤の内服で回復が期待できます。

7 循環器

1 高血圧症 [1]

　血管の中を流れる血液の血管壁に与える圧力が高くなった状態です。心臓は血液を送り出すポンプですから、心臓にも負担がかかります。約90％が本態性高血圧で、原因不明ですが、遺伝要因や加齢、さらに生活習慣の乱れなどが関連して発症していると考えられています。残りの10％が二次性高血圧で、腎性高血圧やクッシング症候群、原発性アルドステロン症、褐色細胞腫などによるものがあります。

2 動脈硬化

　動脈が硬くなり動脈のしなやかさが失われるため、血管が脆く破れやすくなったり、血管の内腔が狭くなり、血液の流れが悪くなったり、閉塞したりします。

3 狭心症 [2]

　動脈硬化などにより心臓を養っている冠状動脈の内腔が狭くなり、血流が減少し、酸素が送り込めないために胸痛が起こります。胸痛発作時には、ニトログリセリンを舌下投与することで冠状動脈の内腔を広げて血流を確保したり、全身の血管を広げて心臓の負担を減らしたりすることにより虚血が一時的に解消され、胸痛が消えることが期待できます。なお、ニトログリセリンを舌下しても痛みがおさまらない場合は、医師への連絡が必要になります。

4 心筋梗塞 [2]

　冠状動脈の内腔が狭くなり血流が悪くなりますが、狭心症のように血流が減少したのではなく、完全に血流が途絶えた状態で心筋の壊死を起こします。ですから、ニトログリセリンなどで改善されない胸痛、発汗、四肢の冷感、低血圧、呼吸促迫などが現れます。治療は入院の上、血栓溶解療法、冠状動脈形成術（ステント留置）、バイパス術などが行われます。

5 心不全 [3]

　心臓のポンプ機能が低下し、体内の組織代謝に必要な血液を心臓が十分に送り出せない状態です。心不全には、左心不全、右心不全、両心不全があります。

8 口

1 嚥下障害

　嚥下障害は、嚥下の仕組みの機能障害です。加齢による嚥下機能の低下や脳血管疾患の後遺症などにより喉頭蓋が閉まりきらなかったり、間違って気道に入ってしまった異物をせき込んで出す力が弱くなったりすると、誤嚥性肺炎 [9] が起こります。口の中

に食物残渣が見られる場合は、誤嚥性肺炎のリスクが高いと考えます。

2 食事の偏り

　食事の偏りは、高齢者によくあることです。加齢に伴い義歯になる方が多いため若いときと同じように食べられなくなります。硬い食べ物や、繊維質の食べ物は噛み切れなかったりするため、必然的に食事が偏りがちになります。さらに、トイレ動作が緩慢になり、水分を控えることもあります。また、認知症 [15,16] の方では味覚が変化したり、食べ物として認識できなくなることで食事が偏ることがあります。

3 舌

　舌の乾燥は口呼吸や脱水、舌の汚れは口腔内の細菌汚染を考えます。

9 食道・胃

　食欲不振や胃もたれを訴える高齢者は多くいます。その原因の1つに、逆流性食道炎 [6] があります。加齢に伴う食道括約筋の衰えにより、胃や十二指腸の内容物が逆流し食後に心窩部痛をおこします。胃は消化のために強酸性胃腋を出しますが、自分の胃壁を痛めないために粘液により保護されています。しかし、食道には強酸性の胃液を中和するような粘液は出ませんので、逆流した胃の内容物により心窩部痛や胸やけなどの症状が出ます。高齢者は下部食道括約筋の機能が低下しているため、食後すぐに横になると胃の内容物の逆流が起きやすくなります。

10 腸

便秘 [7]

　高齢者に多いのが便秘です。腸自体の老化や消化液分泌の低下が起こり便秘になりやすくなります。さらに食事の偏りや水分摂取量の減少、運動不足が原因として考えられます。

11 腎臓・泌尿器系

1 神経因性膀胱 [30]

　脳血管障害 [4] やパーキンソン病 [19]、糖尿病 [10] などの脳・脊髄疾患、あるいは末梢神経障害が原因で起こる排尿障害です。尿を膀胱の中にためたり、出したりする信号をうまく伝えることができなくなった状態です。

2 前立腺肥大症 [29]

　前立腺は、男性の生殖機能に関与しますが、膀胱の出口で尿道を取り囲むように位置するため排尿に関与します。加齢に伴い、男性ホルモンを含む性ホルモンの環境変化により前立腺が肥大し、尿道を圧迫して尿路閉塞を起こします。

3 前立腺がん

　高齢男性に多いがんです。血液のPSA値の上昇で発見されることが多い病気です。

4 慢性腎不全 [31]

　高血圧 [1] や糖尿病 [10] などの他、腎臓病などが原因で起こります。多くの場合、食事の塩分制限や積極的な水分管理が必要になります。重症化すると、透析が必要になる場合があります。

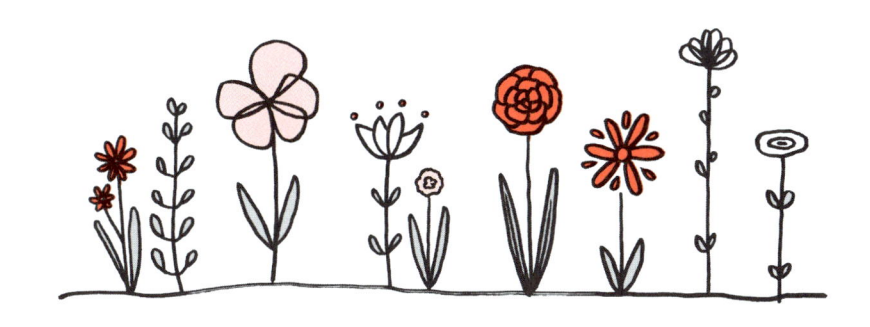

視力の低下
遠近の調節機能の衰え
(老眼、白内障・緑内障・糖尿病性網膜症など)

脳の神経細胞の減少
記憶力低下
判断力低下
(脳血管障害・認知症・せん妄など)

肺の老化、肺活量の低下
(肺炎・肺気腫・肺がんなど)

難聴、比較的高音が聞こえにくい
(感音性難聴・伝音性難聴)

運動器の老化、動作が緩慢
骨がもろくなり、骨まわりの筋肉も衰える
(大腿骨頸部骨折・腰椎圧迫骨折など)

老化とカルシウム不足から歯が弱くなる
歯肉も退縮し隙間ができる
(嚥下障害・食事の偏りなど)

内分泌系の老化
基礎代謝の低下
インスリンのはたらきが低下する
(糖尿病など)

老化により胃粘膜が萎縮して胃液の分泌が低下し、消化能力が減退する
(食欲不振・胃もたれ・逆流性食道炎など)

心臓・血管の老化、心臓の予備力の低下
血管が狭くなり、はたらきが鈍る
(高血圧・動脈硬化・心筋梗塞・狭心症・心不全など)

腸の老化、消化液分泌の低下
(便秘など)

抵抗力・免疫力の低下
基礎疾患を持っている人が多い
状況の変化に順応しにくい
身体の変調をうまく表現できない
病気になっても典型的な症状が出にくいことがある
(無痛性心筋梗塞・無症状性狭心症・無熱性肺炎・無痛性骨折など)

腎・泌尿器系の老化
(頻尿・前立腺肥大・前立腺がん・神経因性膀胱・腎機能低下など)

出典：山内豊明＝監、大澤智恵子＝著『介護現場で活かすフィジカルアセスメント－利用者の生命と生活を支える知識と技術』
中央法規、2016年、37ページ

3 高齢者の観察ポイント

フィジカルアセスメントとは身体的な観察・評価で、私たちは主に五感を使って日々行っています。たとえば、赤い顔をして元気がない方がいれば、まずは具合を聞きます。熱があるかもと思えば、額や身体を触るでしょう。いつもより熱く感じたら、体温計で熱を測ります。その際に、わきの下が濡れていないことを確認してから測ります。そして、その方の通常の熱と比較して高ければ発熱と判断し、さらに他の随伴症状を観察します。たとえば鼻水やのどの痛み、咳などがあれば風邪症状、残尿感や排尿時痛などがあれば膀胱炎症状といったように発熱の要因を探っていきます。このときに、身体の知識がないと症状を聞くことができません。ここがプロとして求められることです。

さらに、発熱の諸情報を医療職へつなぎます。そしてクーリングをしたり、栄養や水分を摂って安静の対応をするでしょう。これも、症状に合わせてさらに観察し、どう対応するかを理解しているからこそできることです。この一連の流れがフィジカルアセスメントです。つまり身体的な情報を意図的に収集して、判断して、共有するのです。

ここでは、高齢者の体の観察ポイントをご紹介します。

1 表情や顔色

顔色や表情の背景には、病気が関係している場合が多くあります。顔色が青白い、赤い、土気色、黄色い、紫色と、顔色だけでも奥に潜んでいる病気が予測できます。青白ければ貧血や低血圧、肺の機能低下などが疑われます。さらに青白くて冷や汗をかいていたら、低血糖やコールドショックが考えられます。一方、赤いときは発熱や興奮、多血症や発疹です。顔色が赤くて意識が無い場合は、一酸化炭素中毒の可能性もあります。顔色が黒ずんで土気色の場合は、肝臓や腎臓の機能低下の可能性があります。黄色いときは、柑橘類の摂りすぎや黄疸の可能性があります。顔色が紫色の時は、チアノーゼの可能性があります。

顔の形や表情も観察します。仮面のような無表情は、パーキンソン病 [19] の特徴的な症状の1つです。ぼんやりしていて、ボーっとしているときは、意識レベルの低下の可能性が

あります。苦痛様の表情や不安、不快な表情は認知症 [15,16] や精神疾患の可能性があります。さらに、顔や手足にむくみ [12] があるときは、腎臓 [31] や心臓 [2,3] の機能低下、低タンパク血症、甲状腺機能の低下などが考えられます。

　緊急を要するものは、蒼白、発汗、チアノーゼ、意識レベルの低下です。

2　眼

　眼は口ほどに物を言います。特に意識レベルが低下しているときは、瞳孔を観察します。左右差があったり大きさの異常、偏位などは脳血管障害 [4] の可能性があります。

　本人に見えにくい自覚があるときは老眼や白内障 [24] など、視野が欠けているなどは緑内障 [24] や脳血管疾患の可能性があります。本人に自覚は無いけれど半分だけ見えない様子が観察できれば、半側空間無視（脳血管疾患）の可能性があります。

　眼球が前へ出ているように見えれば甲状腺機能亢進症（バセドウ病）の可能性があり、左右にゆれているときは、脳や内耳の障害の可能性があります。

　医師に報告が必要なものは、急な視力の低下、眼の動きの異常です。

3　鼻

　鼻水、鼻づまり、くしゃみはアレルギー性鼻炎や、風邪、鼻炎の可能性があります。鼻血は鼻疾患の他、高血圧 [1] や血液疾患などの可能性があります。粘調度の高い色のついた鼻水のときは、慢性副鼻腔炎（蓄膿症）などが考えられ、鼻づまりや発熱、咽頭痛などのときは急性鼻炎や急性副鼻腔炎、風邪などが疑われます。さらに鼻づまりが強く鼻声になり、臭いもわかりにくいときは、鼻茸の可能性があります。臭いを感じないときは副鼻腔炎、脳血管障害 [4]、パーキンソン病 [19]、アルツハイマー病 [15] の可能性があります。

＊本文中の色数字は第2章の項目番号を表しています。

4 耳

　耳だれや痛みは、中耳炎や外耳炎の可能性があります。随伴症状として発熱がみられる場合があります。耳鳴りは突発性難聴 [33]、メニエール病 [32]、自律神経失調症、中耳炎、聴神経腫瘍などの可能性があります。聴こえにくいときは、耳垢、突発性難聴、メニエール病、内耳炎、中耳炎、聴神経腫瘍、心因性難聴などの可能性があります。

　医師に報告が必要なものは、急な聞こえ方の変化、耳だれです。

5 口

　唇の色が紫色のときは、チアノーゼの可能性があります。唇の乾燥は、脱水 [11]・口唇炎などが疑われ、口角や口腔内のただれは、口内炎、口角炎の可能性があります。

　舌の荒れや舌苔は、脱水・口呼吸・消化器系の疾患などの可能性があり、出血・口臭・歯ぐきの腫脹のときは、歯槽膿漏 [34]・口内炎・義歯の不具合・舌苔の細菌感染の可能性があります。

　口がうまく開かないときは、顎関節症・認知症 [15,16]・脳血管障害 [4] の後遺症などが考えられ、味がわからないときは、舌の荒れ・亜鉛不足・薬の副作用などの可能性があります。歯ぐきの色が悪いときは貧血が疑われます。

　緊急を要するものはチアノーゼです。医師に報告が必要なものは、口角がゆるみ、よだれを垂らすようになった場合、口腔内食物残渣がある場合です。

6 のど

　赤い・腫れている・痛いときは、扁桃炎や咽頭炎などの可能性があります。声がれのときは、喉頭炎、声帯ポリープ、喉頭がんなどが考えられ、咳や痰は、風邪・気管支炎・肺炎・ぜんそく・肺気腫・心不全・結核などが考えられます。

　緊急を要するものは、ゼーゼー、ヒューヒューという呼吸音、痰がらみが多い場合、呼吸が速く、苦しそうな場合です。

7 体重の増減

　食の好みの変化は、慢性膵炎、認知症 [15,16]、味覚障害、精神疾患などが考えられます。

　体重増加の場合は、むくみ [12]（心不全 [3]、腎不全 [31]、甲状腺機能低下、低たんぱくなど）、過食（認知症）が考えられます。一方、体重減少の場合は、口腔疾患 [34]、嚥下障害、便秘 [7]、消耗（誤嚥性肺炎 [9]、消化器がん、糖尿病 [10]）、精神疾患（うつ病 [18]、認知症）、脱水 [11] が考えられます。いずれの場合も、内服薬の副作用の場合もあります。

　緊急を要するものは急な体重の増加です。医師に報告が必要なものは、体重減少が続く場合です。

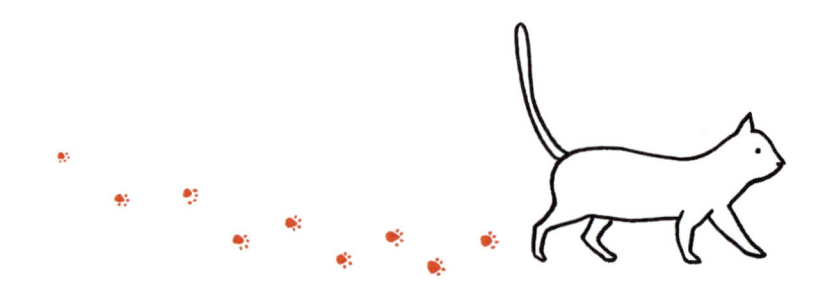

8 皮膚

　肌の色艶や弾力の低下は、加齢現象・脱水 [11]・乾燥・栄養失調などの可能性があります。内出血は、抗血小板薬や抗凝固薬の副作用、打撲・半側空間無視・転倒による外傷・虐待の可能性があります。かゆみは、皮膚乾燥による掻痒症 [27]・アレルギー性湿疹・肝疾患・虫さされ・疥癬 [27]・じんましんなどの可能性があります。発疹はアレルギー性湿疹・虫さされ・じんましん・帯状疱疹・疥癬などが考えられます。赤く熱を持った腫れは、炎症・虫さされ・蜂窩織炎・外傷等の可能性があります。また、むくみ [12] は、栄養失調・心不全 [3]・腎不全 [31]・甲状腺機能低下症・肝臓病、下肢深部静脈血栓症、下肢静脈瘤などが考えられます。

　緊急を要するものは、広範囲の血腫、帯状に広がるピンク色の水泡（帯状疱疹 [25]）です。医師に報告が必要なものは、片側の足の赤いむくみ（蜂窩織炎）です。

9 指先や爪

　爪の色が蒼白になっている場合は、貧血、末梢循環障害、慢性呼吸不全、慢性心不全 [3] などが考えられます。また、爪や唇の色が紫色になっているときは、チアノーゼの可能性があります。爪にチアノーゼが見られたら、重症心不全、重症肺炎、慢性閉塞性肺疾患（COPD）[8]、急性呼吸促迫症候群、レイノー現象（一過性）、寒冷暴露などの可能性があります。

　血液は含まれる酸素の量が少なくなると暗赤色に変化します。それが透けて見える場所が爪や唇です。その色の変化をチアノーゼと言います。チアノーゼは、酸素と結び付いていないヘモグロビンが一定量以上になったときに現れる症状なので、もともとヘモグロビンの絶対量が少ない貧血のときは、チアノーゼは現れないため注意が必要です。

　緊急を要するものは、急性に発症したチアノーゼです。

10 睡眠

　不眠の原因としては、うつ病 [18] などの精神疾患、精神的ストレス、環境変化、薬物の副作用、睡眠障害 [17] などがあります。

　昼夜逆転は、認知症 [15,16]、うつ病、睡眠障害、ストレスなどの可能性があります。

11 便・尿

　尿の回数が多い場合、女性では膀胱炎や神経性頻尿 [28]、男性では前立腺肥大症 [29] が考えられ、特に夜間の回数が多い場合は、心不全 [3] が考えられます。一方、尿の回数が極端に少ない場合は、脱水 [11]、尿閉、腎不全 [31] などが考えられます。

　便の血液や粘液の混じりは、色によって出血の場所が異なります。暗赤色のタール便は、上部消化管からの出血の可能性があり、鮮血の出血は肛門近くでの出血で、痔や大腸ポリープ、大腸がんの可能性があります。粘液は長く下痢が続いたときなどに、ゼリー状の便が出ることがあります。それを粘液便と言います。

　医師に報告が必要なものは、極端な排尿回数の減少です。

12 姿勢・歩き方

　同じ方向を向いた姿勢で眠っていたり、座位が保てないときは、意識障害や片麻痺、神経疾患などの可能性があります。また、手足に痙攣や動きの鈍化があるときは、てんかん [20]、脳血管障害 [4]、神経疾患、炎症性疾患、小脳疾患などの可能性があります。

　さらに、歩くときによろけたり、同じ方向へ行ってしまうときも、脳血管疾患、内耳性めまい [32]、小脳疾患などが考えられます。ペンギンのような小刻みの歩行はパーキンソン病 [19] が考えられます。

　医師に報告が必要なものは、急に起こった姿勢維持困難です。

13　痛み

　痛みは「どこが、いつから、どのような経過で、どんな痛みなのか、痛みの強さはどうか、痛みの部位は全体的なのか、部分的なのか、随伴症状の有無、姿勢などで痛みが悪化したり緩和するか」などで、いろいろな疾患の可能性が疑われます。

　医師に報告が必要なものは、急に起こった痛み、慢性の痛みの増悪です。

14　言葉

　言葉の観察により、いろいろな病気が予測できます。内容が理解できないときは、認知症 [15,16]、知的障害、精神疾患、失語症、難聴 [33] などの可能性があります。また、話し方に変化がある場合は、認知症、精神疾患、失語症、構音障害などが考えられます。

　緊急を要する場合は、急に呂律が回らなくなった場合です。

15　意識障害

　昨日まで正常だった人が急に様子が変わり、おかしな発言や行動をする、興奮する、不穏になる、もうろうとする、目の焦点が定まらなくなることがあります。これらはせん妄という意識障害と考えられます。発熱、脱水 [11]、薬の副作用、認知症 [15,16] などで起こります。特に夜間に起こるものを夜間せん妄といいます。

　緊急を要するものは、麻痺を伴う場合や、特に意識レベルが低下している場合（脳血管障害 [4]）、発熱を伴う場合（急性感染症や脱水）です。

図 ● 高齢者の観察ポイント

表情・顔色
苦痛・不快・不安な表情はしていないか、ぼんやりしていないか、人形のように無表情でないか

目
目やにはないか、どろんとしていないか、充血はないか、黄色っぽくないか、まぶしさや見えにくさはないか、まぶたにむくみはないか

耳
耳だれはないか、耳鳴りはしないか、痛みはないか、聞こえにくくないか

鼻
鼻水や鼻づまりはないか、くしゃみは出るか、鼻血は出やすくないか

口
唇の色はどうか、唇が乾いていないか、口角や口内にただれはないか、舌の状態や歯ぐきの色はどうか、出血や口臭はないか

のど
赤かったり声がれはないか、咳や痰は出ないか

痛み
どこが、どんな時に、どの程度痛むか

その他
急激な体重変化はないか、吐き気はないか、意識はしっかりしているか

食欲
食べ物や水分の摂取量に増減はないか、好みに変化はないか

皮膚
肌の色艶や弾力はどうか、内出血などはないか、かゆみはないか、発疹や腫れ、むくみはないか

指
指先や爪の色、形はどうか

睡眠
眠れるか、夜間のトイレの回数はどうか、熟睡しているか、昼夜の逆転はないか

言葉
話し方に変化はないか、内容は理解できるか

便・尿
回数・量・色・におい・硬さに変化はないか、血液・粘液の混じりはないか、便秘や下痢はないか、排便・排尿時に痛みはないか

姿勢・歩き方・動き
睡眠中に同じ方向を向いていないか、座った時に傾かないか、手足に痙攣や動きの鈍化はないか、歩く時によろけたり一方へ偏らないか

出典：山内豊明＝監、大澤智恵子＝著『介護現場で活かすフィジカルアセスメント－利用者の生命と生活を支える知識と技術』中央法規、2016年、68ページを一部改変

4 バイタルサイン(体温・脈拍・呼吸・血圧・意識)の基礎知識

　その方の身体の状態を観察する時に有効な手技が、バイタルサインの測定です。バイタルサインとは、直訳すると生命徴候、つまり、生きている徴《しるし》です。

　私たちは通常、体温・脈拍・呼吸・血圧を意識せずに生活をおくっています。生きていくためには、これらの体温・脈拍・呼吸・血圧が生理的に常に一定の範囲内に調整されていることが必要です。この状態を恒常性《ホメオスタシス》と言います。

1 体温

　体温とは生体内部の温度で、身体の部位によって温度差があります。一般的には測定に便利な皮膚温(腋窩温《えきか》(わきの下))、体腔温(口腔温・直腸温)、外耳道の鼓膜温などを体温と呼んでいます。直腸温は腋窩温よりも0.5℃高く、口腔温・鼓膜温は腋窩温よりも0.1〜0.3℃高いと言われています。平均的な体温は36.5℃前後で36.0〜37.0℃までが正常範囲となります。

　平熱よりも体温が1℃以上高くなった状態を発熱といい、上昇した体温が平熱に戻ることを解熱といいます。体温は、食事、運動、入浴、年齢、行動、性別などによる生理的変動があります。

　高齢者は体温調節機能の低下や体内水分量の減少から、暖房や厚着などの影響で体温が高くなりやすく、特に寝たきりの高齢者の場合、寝具の調整を自分でできないことが多く、容易に発熱します。これを「こもり熱」といいます。38℃以上の熱が出ることも珍しくなく、室温や寝具のこまめな調整や、衣類をゆるめて風を入れるなど、こもりを解消することが必要です。同時に水分補給も行います。

　うつ熱とは、異常な暑さなどによって、体温の放熱が障害されたり、運動によって体熱が放熱以上に産生されたりして体温上昇した状態です。

　また、低体温とは、平熱より低く35℃前後の状態を言います。

測定のポイントは、飲食や入浴、運動の後や熱い物を飲んだ後などは避けます。腋窩が濡れていない状態で体温計をわきのくぼみの中央に斜め下から体軸に対して30℃くらいの角度になるように調整してわきをしっかりと閉じます。一般的に予測式電子体温計の場合、電子音が鳴るまで維持します。

2 脈拍

　心臓の収縮により、動脈血が全身に送り出される際に末梢動脈で拍動して触知できる脈波を脈拍と言います。浅側頭動脈、上腕動脈、総頸動脈、大腿動脈、足背動脈などで測定できますが、洋服などの影響を受けにくい橈骨動脈（とうこつ）で測定します。

　高齢者の脈拍は、一般的には50〜70／分ですが、年齢、性別、体温、運動、病状、食事、入浴、睡眠、精神状態等によって、やはり生理的な変動が見られます。

　脈拍の異常には、数やリズム（左右差）、緊張度などがあります。100回／分以上の脈拍を頻脈（ひんみゃく）と言い、60回／分以下の脈拍を徐脈（じょみゃく）と言います。

　測定のポイントは、その場所の動脈に人差し指、中指、薬指の3本の指を当てて拍動の数とリズムを測定します。一般的には30秒測定し、2倍します。

3 呼吸

　呼吸とは、生体が酸素を取り入れて代謝をし、その結果生じた炭酸ガスを排出することを言います。一般的にいわれる呼吸とは、外呼吸（肺呼吸）のことで、肺細胞の空気と血液間でガス交換を行うことを言います。一方、内呼吸は、血液と末梢組織（細胞）との間でガス交換を行う呼吸のことを指します。高齢者の呼吸数は、一般的には16〜20回／分で、24回／分以上を頻呼吸、12回／分以下を徐呼吸と言います。

　過呼吸とは、呼吸数に変化はないが1回の換気量が増加している場合を言い、逆に減少している場合を減呼吸と言います。また、脳血管疾患や代謝異常などにより起こるチェーンストークス呼吸やビオー呼吸、クスマウル呼吸などもあります。

　循環器疾患や呼吸器疾患でみられる起座呼吸とは、臥位では肺うっ血を起こして呼吸困難が

増すため、上体を起こして呼吸することをいいます。

　測定のポイントは、安静時に本人が意識しないように、たとえば脈拍を測りながら自然に呼吸数を測定します。一般的には30秒測定し、2倍します。

4 血圧

　血圧とは、心臓が全身へ血液を送り出すときに左心室の収縮によって生じる圧力が大動脈を経て全身の動脈壁に及ぼす圧力のことを言います。左心室が収縮したときに動脈壁が受ける血液の圧力を最高血圧（収縮期血圧）と言い、左心室が拡張するときに受ける圧力を最低血圧（拡張期血圧）と言います。この最高血圧と最低血圧の差を脈圧と言い、これは血管の弾力性を反映しており動脈硬化では増加します。

　血圧は、室温、体位、食事、飲酒、喫煙、入浴、排便、肥満、精神的影響によって変動します。血圧の正常値は120／80ｍｍHg未満であり、120〜129／80mmHg未満が正常高値血圧、130〜139／80〜89ｍｍHgが高値血圧、140／90ｍｍHg以上が高血圧になります（「高血圧治療ガイドライン2019」より）。なお、100／60ｍｍHg以下を低血圧と言います。

　測定のポイントは、リラックスした状態で測定することです。カフ（腕帯）は心臓と同じくらいの高さにします。基本的には素肌に直接巻くことが望ましいですが、薄手のシャツ1枚くらいならシャツの上からでも測定できます。

5 意識

　意識とは、「覚醒」と「意識の内容」の2要素からなっています。つまり「眼を覚ましている状態か？」「場所や人、時間などの見当識などが低下していないか？」ということです。

　意識状態を誰もが同じ基準で測れるようにした判定基準は、たくさんありますが、ジャパン・コーマ・スケール（Japan Coma Scale：JCS）やグラスゴー・コーマ・スケール（Glasgow Coma Scale：GCS）が一般的です。

　JCSは覚醒の程度によって分類したもので、数字が大きいほど意識障害が高いことを示しています。とっさの判断に有効です。「JCS 300」などと表現します。GCSは時間経過のなかで

判断するときに有効です。点数が低いほど意識障害が重いことを示しています。8点以下が重症です。双方とも、呼びかけ刺激に対する反応、痛み刺激に対する反応を見て意識レベルを判定します。

　意識レベル観察のポイントは、適切に判断するための痛み刺激の与え方です。痛み刺激の与え方は、わきをつねったり、爪の付け根を強く垂直に一気に押したりします。

　意識がない人に対しては、意識レベルと合わせて瞳（瞳孔）を観察することも重要です。瞳孔の大きさに左右差があったり、極端に大きかったり、小さかったら異常です。正常な場合は2～8mmです。また、正常な瞳孔は明るいと小さくなり、暗いと大きくなります。これが対光反射です。また、脳血管疾患などで障害の範囲が呼吸中枢に近づくほど呼吸状態にも変化が生じます。意識レベルの低下した方の瞳孔や呼吸状態に変化がみられれば重症の可能性があるので、重要な観察ポイントになります。

表 ● Japan Coma Scale(JCS)

Ⅲ. 刺激しても覚醒しない状態（3桁の点数で表現）	
300	痛み刺激にまったく反応しない
200	痛み刺激で少し手足を動かしたり、顔をしかめたりする
100	痛み刺激に対し、払いのけるなどの動作をする
Ⅱ. 刺激すると覚醒する状態（2桁の点数で表現）	
30	痛み刺激を加えつつ、呼びかけを繰り返すとかろうじて開眼する
20	大きな声または体を揺さぶることにより開眼する
10	普通の呼びかけで容易に開眼する
Ⅰ. 刺激しないでも覚醒している状態（1桁の点数で表現）	
3	自分の名前、生年月日が言えない
2	見当識障害がある
1	意識清明とはいえない

R：Restlessness（不穏）、Ⅰ：Incontinence（失禁）、A：Apallic state（失外套症候群）またはAkinetic mutism（無動無言症）などの略称を用いて、30Rまたは30不穏、20Ⅰまたは20失禁などと表す。

5 薬の基礎知識

1 高齢者の薬の特徴

　高齢者は加齢と共に病気が増えるため、飲む薬の種類・数が増えます。また生活習慣病など慢性疾患が多いため、長期間の服用が必要な場合があります。そして肝臓や腎臓の機能低下により、薬の副作用も現れやすくなります。高齢者の薬の特徴は、以下の通り４つあります。

● 飲む薬が多くなる

　薬は病気を治すためには不可欠ですが、副作用もあるので必要最小限の薬を服用するよう心掛けたいものです。病気は加齢と共に増えるので、どうしても薬も増えがちです。薬は高齢になるほど多くなります。服用する薬が６種類以上の人は副作用が出やすいと言われていて、薬はなるべく５～６種類までが望ましいとされています。

● 高齢者は長期間、薬を服用する

　高齢者は生活習慣病、骨粗しょう症など慢性の病気が多いので、服薬も長期間になります。医師や薬剤師の指示通り、毎日飲み続けることが大切です。自分の判断で、服薬を中止することは大変危険ですのでやめましょう。なお、長期間服用している間に、臓器の障害が経年的に進行し、思わぬ副作用が途中で現れることがあるので、定期的な検査が必要です。

● 薬の副作用が出やすい

　薬は肝臓で代謝され腎臓から排泄されますが、高齢者は加齢に伴う臓器の老化などで、若い人よりも副作用が出やすいと言われています。肝臓や腎臓の働きが低下すると薬が体内に溜まりやすく、排泄が遅れ、効きすぎになる傾向があります。このため、高齢者の薬の服用量は一般成人の半分程度に処方されることもあります。また、認知機能の低下などによる、薬の飲み間違いによる副作用の出現もあります。

● 病気の症状と薬の副作用の症状が紛らわしいことがある

　本人が訴える症状には、病気の本来の症状と、服薬している薬の副作用としての症状があります。たとえば、めまい、手のふるえ、眠気、ふらつきなどは、病気による症状か薬の副作用なのかなかなか判別がつきません。このような場合、服薬をこれまで通り続けるべきか、変更・中止すべきか判断する必要がありますので、医師や薬剤師に連絡しましょう。

2 かかりつけ薬局・かかりつけ薬剤師をもとう

　近年、かかりつけ医の重要性は広く認知されるようになりました。長いお付き合いのなかで、日頃からなんでも気軽に健康相談でき、体の変調があれば早めに受診し、診療を受けられるメリットがあります。

　一方、かかりつけ薬局を決めている人はまだまだ少数です。複数の医療機関を受診している場合でも、できれば薬を受け取る薬局は1つに決め、かかりつけ薬局としてもらいたいものです。

　また、2016年4月から「かかりつけ薬剤師制度」がスタートしました。かかりつけ薬局のなかでも、なんでも相談しやすいベテランの薬剤師をかかりつけ薬剤師に決めておくことができます。かかりつけ薬剤師をもつためには手続きが必要です。まずはかかりつけ薬局を決め、そこで相談してみてください。

かかりつけ薬局の主なメリット

① 受診している医療機関から処方された薬をすべて管理でき、薬の情報（薬歴）を一元管理できる。

② 薬の重複処方がないかチェックができ、すぐに対応できる。

③ 薬の飲み合わせに問題がないかどうかもチェックできる。

かかりつけ薬剤師の主なメリット

① 処方箋の調剤だけでなく、市販薬や健康食品（サプリ）の相談ができる。

② 必要に応じて、自宅を訪問して服薬の指導、残薬のチェックをしてくれる。

③ 24時間365日、薬の相談ができる。

かかりつけ薬局（薬剤師）を上手に選ぶチェックポイント

	チェックポイント	メリット
☐	自宅から近い かかりつけ医が近い	調剤薬の受け取りが便利 緊急時や相談時に便利
☐	説明が丁寧で、わかりやすい	訴えや質問にわかりやすく説明してくれる
☐	地域の情報に詳しい 地域に密着している	地域の医療機関、薬局、地域包括支援センターなどに親密に連絡してくれる
☐	仕事が正確で、早い 近所の評判が良い、相性が合う	待ち時間が短い 信頼できてなんでも相談できる

3 お薬手帳の上手な使い方

お薬手帳とは「いつ」「どこで」「どんな薬」を処方され、調剤されたかを記録しておく大切な手帳です。1人1冊持ち、どの医療機関や薬局に行っても処方された内容を記録していけば過去の服薬の状況が確認でき、重複処方や副作用のリスクを減らすことができます。手帳を「家に置いたまま」「何冊も使っている」など、複数の手帳を使っている人もよく見られますが、これは正しい使い方ではありません。1冊にまとめた手帳を医療機関や薬局へ行くときは必ず持参し、調剤をお願いする薬局もできるだけ「かかりつけ薬局」1軒にすることがポイントです。

お薬手帳の利用方法

使い方	理由とポイント
大切な情報は必ず書く	氏名、年齢、血液型、連絡先はもちろん、アレルギー歴、副作用歴、既往歴なども書いておく
薬局で薬を購入したときに記録をもらう	「お薬の記録」のページに薬の記録（シール）を貼る。同じ成分の薬が処方薬に重なっている場合があるため
病院などに行くときは必ず持っていく	「お薬の記録」のページに貼った薬の記録（シール）を医師や薬剤師に見せるため
薬の説明書も添付する	お薬手帳と一緒に保管する。詳しい薬の効能や副作用がわかるため
常に携帯する	災害、事故、旅先での容体の急変など、緊急の場合に医師の判断に役立つため
わからないこと、困ったことがあればメモする	次回の受診時に質問したいことを聞き忘れないようにするため、その薬と同じページにメモしておく
お薬手帳は必ず1冊にまとめる	情報が共有され、同じ薬の重複や不都合な飲み合わせを防止するため

4 誤薬の防止法、万が一のときの対応

　誤薬とは、誤った薬の種類、薬の量、服用時間、服用方法で飲むことをいいます。誤薬により転倒、ふらつき、昏睡、低血糖、排尿困難、認知機能の低下など、重篤な症状が現れることがあります。

　誤薬は命にかかわるミスであるにもかかわらず、「忙しくて集中できなかった」「ついうっかり」「思い込み」など、ほとんどがいわゆるヒューマンエラーで起こります。以下の項目を最低3回は確認しましょう。

誤薬事故防止のチェック

- ■ 配薬ボックスから薬を取りだすとき
- ■ 利用者のそばに行ったとき
- ■ 薬袋を開けて口に入れる前
- ■ チェックは1人ではなく、複数のスタッフが行う
- ■ 配膳時に一緒に配らず、服用する直前に配薬する

参考：特別養護老人ホームにおける介護事故予防ガイドライン平成24年

　万が一、誤薬が起きてしまったときは、あわてず、冷静に、隠さず、以下の手順で対応します。いわゆる「報・連・相」が大切です。

□ 誤薬に気づいたとき	□ 本人の状態を確認し、他のスタッフと共に迅速に冷静に対応する。 □ 上司に連絡する。 □ 施設などの場合、他の人も連鎖的に誤薬している可能性があるので注意する。
□ 医師・薬剤師・看護師にすぐに連絡する	□ 主治医、調剤した薬剤師（薬局）、看護師に状況を報告して、指示を待つ。
□ 記録・伝達する	□ 今後、誤薬しないよう記録・伝達する。

なお、毎日飲んでいるので1回くらい飲まなくても大丈夫だろうという安易な考えをしてはいけません。薬によっては2～3日体内に残留するので、その間体調をよく観察して、気になる場合は医師・薬剤師に相談します。

5　薬の飲み忘れ・飲み間違いを防ぐ工夫

　薬は医師や薬剤師の指示通り正しく飲むのが病気を治す前提条件です。しかし、高齢になるとさまざまな理由でそれが難しくなることがあります。以下は、飲み忘れ・飲み間違いを防ぐさまざまな工夫です。心当たりがあれば、医師や薬剤師に気軽に相談しましょう。

1 お薬カレンダーやお薬ケースを活用する
　1週間分の薬をセットしておきます。カレンダーやケースは家族が菓子箱などで作るか、薬局、100円ショップなどで購入できます。

2 1回分の薬を袋にまとめる
薬局で「一包化（いっぽうか）」を依頼します。薬局でシートから取り出して1回分ずつ袋に入れてもらえます。

3 医師や薬剤師に薬の処方内容をできるだけ簡素化してもらう
薬の種類や服用回数をなるべく少なくしてもらう。受診している他科と薬の重複がないか薬剤師にチェックしてもらう。

4 剤形の工夫をする
口の中で、唾液で簡単に崩れる錠剤や貼り薬など、いろいろな選択肢のなかから選ぶ

5 服用法を簡単にする
　1日3回の薬を1、2回に切り替える。食前、食直後、食後などの混在を避ける

6 飲み忘れなどで残った薬は受診時に持参し、医師や薬剤師に見せる
飲み忘れの薬の種類や量を見せることで、今後の治療法の判断ができる。残薬は再使用できることもあり、医療費の節約になる。

　以上、6つの工夫を参考にしてください。高齢者の医療では、いろいろな選択肢から自

分に当てはまる方法を工夫し、できない場合は無理をせず、次善の策を考えるような柔軟さが大切です。その際、かかりつけ薬剤師の役割が特に大切です。

6 高齢者で注意したい薬の副作用

　飲んでいる薬は治療上、必要なため処方されていますので、医師や薬剤師の指示を守り服薬します。下表の薬は、高齢者にとって起こりやすい副作用がある薬です。これらの薬は治療上、有用な薬です。決して「高齢者が使ってはいけない薬」ではありません。「副作用に注意しながら、うまく使う薬」と言えます。

　もし、表中の薬で該当する副作用が出現した場合、早めに医師や薬剤師に連絡すれば、副作用が軽いうちに対応ができると思います。

表 ● 薬の種類と注意したい主な副作用

薬の種類	注意したい主な副作用
抗精神病薬	ふらつき、転倒、めまい、昏睡、傾眠、手のふるえ、注意力低下、悪性症候群（長期服用：急な高熱、脈が速くなる、多汗、飲み込みにくい）
抗てんかん薬	ふらつき、転倒、めまい、眠気、倦怠感
抗うつ薬	口が渇く、便秘、眠気、めまい、せん妄（意識障害）、認知機能の低下
睡眠薬	ふらつき、転倒、せん妄、認知機能の低下、倦怠感、脱力感
抗血栓薬	消化性潰瘍、消化管出血、脳内出血
降圧薬	立ちくらみ、転倒、頭痛、むくみ、のぼせ
抗アレルギー薬	眠気、口が渇く、便秘、せん妄、認知機能の低下
胃腸薬(H2ブロッカー)	せん妄、認知機能の低下
便秘薬(酸化マグネシウム薬)	腎機能が低下している人の高マグネシウム血症（吐き気、立ちくらみ、脈が遅くなる、眠気）、下痢
糖尿病治療薬	低血糖、下痢、便秘、意識障害
過活動膀胱治療薬	尿が出にくい、口が渇く、便秘、認知機能の低下
消炎・解熱薬（NSAIDs）	胃炎、胃潰瘍、消化管出血、腎機能の低下

第 **2** 章

疾患ごとの観察と
ケアのポイント、
よく使う薬

1 高血圧症

内科・循環器科

1 どんな病気?

　血圧とは、心臓から送り出される血液が血管壁を押す圧力のことで、この圧力が高い状態を高血圧と言います。高血圧症とは、血圧が高い状態が継続的に認められ、血管壁のストレスが常にある状態です。この状態が続くと結果的に血管の内壁が狭くなり動脈硬化になります。血流が悪くなると十分な栄養が細胞へ届かないため、全身の臓器障害につながる危険があります。

　高血圧症の患者は4300万人と推定され、もっとも多い病気の1つです。高血圧症には内分泌疾患や腎臓病などの病気が原因で起こる二次性高血圧症と、はっきりとした原因がわからないで起こる本態性高血圧症があり、高血圧症の90%が本態性高血圧と言われています。特に高齢者の場合、高血圧症を合併している方が多くなっています。

　高血圧は放置すると脳卒中や心臓病など、命にかかわる病気のリスクを高めますが、自覚症状があまりないことから「静かな殺し屋」とも呼ばれています。

　わが国の成人における血圧値の分類は表の通りです。

表 ● 高血圧治療ガイドライン2019による治療目標値と対策

単位:mmHg

	血圧(上/下)		対　策
正常血圧	120未満/80未満		適切な生活習慣の維持
グレーゾーン	120〜129/80未満		生活習慣の改善
	130〜139 /80〜89	低・中等リスク	生活習慣の改善と医師らの計画的な指導
		高リスク	上記に加え、薬による治療も
高血圧	140以上/90以上		生活習慣の改善や薬による治療

出典:読売新聞　2019年4月29日
正常血圧と高血圧の中間に高値血圧(グレーゾーン)を設定し、脳心血管病リスクや年齢に応じた対応の仕方を決めた。それによると75歳以上の高齢者を含め、脳心血管病リスクのより高い人には慎重な降圧目標(140/90未満)が設定されているが最終的な降圧目標は130/80未満としている。

2 症状

　自覚症状が少ないので健診で血圧が高いことがわかり、そこから治療が始まるのが一般的です。動悸、息切れ、めまい、肩こり、頭痛、耳鳴りなどが現れることがありますが、これらも高血圧だけに特有の症状ではありません。

　また、急激な血圧上昇によって、脳出血や大動脈解離などの重大な病気をひき起こすことがあります。このときは、意識消失や急激な胸部の激痛、ショックなどが見られます。

> **豆知識　血圧は低すぎても問題**
>
> 　血圧は低ければいいというものではありません。血圧が低すぎるとフラフラする、気分がすぐれない、だるい、手足が冷える、朝の寝起きがわるいなどの症状が現れます。100mmHg（収縮期血圧）以下の場合は低血圧症です。血圧は適正な数値を維持することが大切です。高齢者では血圧が下がることで、めまいやふらつきが現れることがあります。降圧薬を飲んでいる高齢者に対しては、このような症状が出ていないか、特に注意します。

3 観察とケアのポイント

　高血圧の方は、自分の血圧を定時に自己測定し、通常の血圧を知った上で、変化と症状を理解し対応することが大事です。自覚症状のない方が多いですが、脳神経症状や随伴症状、生活環境など観察ポイントはさまざまです。

　また、薬物治療を受けている方は、薬が適切に内服されているかも重要です。ケアのポイントは、服薬状況・適切な食事や水分補給・適度な運動の継続・ヒートショックに気をつけるなどの環境整備、生活習慣の見直し、ストレス軽減のためのかかわりなど多岐にわたります。

観察ポイント

身体的側面 ▶ 頭痛・めまい・吐き気・肩こり・耳鳴り・浮腫・夜間頻尿・動悸・便秘
運動・肥満・睡眠・血圧値の日内変動など
食事など（塩分・カロリー・水分摂取状況・アルコール摂取など）
服薬（薬の変更・時間・内服方法・副作用など）

精神的側面 ▶ ストレス・孤独感・焦燥感・苛立ち・不安など

社会的側面 ▶ 定期受診・検査の状況
環境（生活習慣・家の構造や気温差・人間関係など）

ケアのポイント

1 自覚症状のない場合が多いので、適切な観察から異常を早期発見し医療へつなげる
2 食事内容、運動、生活習慣の見直し（生活支援）、情報共有と医療の連携
3 環境整備（気温差解消・ストレス軽減・十分な睡眠など）の支援
4 定期受診、検査、服薬等の情報共有

豆知識 **動脈硬化**

　動脈硬化は「血管の老化」です。血液の通りが悪くなったり、血栓ができて心筋梗塞や脳卒中、閉塞性動脈硬化症（手や脚の動脈硬化症）などの命にかかわる病気を起こします。また、自覚できないので気づかないうちに進行します。

　動脈硬化を引き起こす危険因子は、肥満、高血圧、高血糖、脂質代謝異常などがあります。動脈硬化は高齢者の病気と思われがちですが、30～40歳代から始まります。予防には、日ごろから運動、食事、禁煙などを心がけ、自分で血圧を測定する習慣をもつとよいでしょう。血圧を測定するタイミングは、朝起きて30分以内と夜寝る前が基本です。

4 予防と治療

　まずは、生活習慣の見直しが基本です。適度な運動、肥満の改善、食事は塩分のとりすぎや高カロリー食を避け、節酒を心がけます。治療中の人は医師の指導を受け、それを守ることが大切です。治療の目標としては、130／80mmHg未満を目指しますが、75歳以上の高齢者では、まずは140／90mmHg未満を目標にします。

5　よく使われる薬と服薬時の注意点

高血圧の薬（降圧薬）は一生飲み続ける

　高血圧症のすべての人が薬を飲むわけではありません。まずは生活習慣を見直し、それでも効果が得られない場合に薬物療法を行うことになります。

　薬は降圧薬を服薬します。高血圧は風邪などの一過性の病気ではないため、降圧薬は基本的には一生飲み続けることが多いですが、飲み続けてもクセになるということはありません。降圧薬には次頁の表のように、いろいろなタイプがあります。自分に合う薬を医師に選んでもらいます。

自己判断で薬を止めない

　血圧がコントロールされていると、安心して、もう降圧薬を飲まなくてもいい、治ったのではないかと考えがちですが、服薬しているから血圧がコントロールされているのです。そのため、自分の判断で服薬をやめたり、減量したりすると反跳現象（リバウンド）といって、以前より血圧が高くなることがあります。場合によっては脳出血を起こすことがあり大変危険です。自己判断で服薬を止めないようにします。

　薬は患者さんの症状に合わせて２、３剤併用されることがあります。この場合、ARB薬とカルシウム拮抗薬の合剤やARB薬と利尿薬の合剤を選択することにより、飲む薬の数が減らせ、飲み間違いや服用の手間を減らすことが期待できます。

主な医薬品（高血圧症）

1 ● カルシウム拮抗薬

主な商品名	一般名	効能	副作用
●アダラート ●アムロジン ●コニール	●ニフェジピン ●アムロジピンベジル酸塩 ●ベニジピン塩酸塩	カルシウムイオンの働きを抑え、血管を拡げて血圧を下げます。	顔のほてり、めまい、ふらつき、頭痛など

2 ● ACE阻害薬

主な商品名	一般名	効能	副作用
●セタプリル ●カプトリル ●レニベース	●アラセプリル ●カプトプリル ●エナラプリルマレイン酸塩	血圧にかかわるホルモンを調節し血圧を下げます。	空咳、腎障害、めまいなど

注）ACE阻害薬：アンジオテンシン変換酵素阻害薬

3 ● ARB薬

主な商品名	一般名	効能	副作用
●アバプロ ●ミカルディス ●ディオバン	●イルベサルタン ●テルミサルタン ●バルサルタン	血圧を上げるホルモンを抑えて血圧を下げます。	めまい、ふらつき、動悸など

注）ARB薬：アンジオテンシンII受容体拮抗薬

4 ● 利尿薬

主な商品名	一般名	効能	副作用
●アルダクトンA ●フルイトラン ●ラシックス	●スピロノラクトン ●トリクロルメチアジド ●フロセミド	腎臓に作用して塩分を排泄し血圧を下げます。	脱水、立ちくらみなど

5 ● β（ベータ）遮断薬

主な商品名	一般名	効能	副作用
● テノーミン ● メインテート ● アーチスト	● アテノロール ● ビソプロロールフマル酸塩 ● カルベジロール	心臓に作用して心拍数と心収縮力を抑え血圧を下げます。	めまい、徐脈、頭痛など

6 ● α（アルファ）遮断薬

主な商品名	一般名	効能	副作用
● カルデナリン ● デタントール	● ドキサゾシンメシル酸塩 ● ブナゾシン塩酸塩	血管に作用して血管を拡げて血圧を下げます。	立ちくらみ、めまい、動悸、頭痛など

6 かかわりの好事例

　Aさんは独居の男性です。食事作りをヘルパーが支援しています。高齢なため薄味にしていますが、Aさんは醤油をたっぷりかけて召し上がります。筋力低下もありますが特別に運動もしていません。寝室が2階にあるため、階段の上り下りが適度な運動になっています。88歳になるまで大きな病気はしていないため何も薬を飲んでいないことが自慢でした。

　ヘルパーがうかがうと、「今日は怖かった」と話されました。どうしたのか聞くと、朝、階段を下りるときに後ろへ引っ張られるような感覚があり、落ちそうになったとのことでした。よく話を聞くと、この他にも、朝起きたときに肩が張ったようで具合が悪い、夜間はトイレが近くて熟睡できないといったことも話してくれました。ヘルパーはAさんの顔が少しむくんでいるように思い、血圧が高いのではないかと考えて測ってみました。すると180／104mmHgもあり、Aさんもびっくりして内科を受診することにしました。結果、高血圧症の内服治療が始まりました。

　ヘルパーがAさんの話（症状）や生活習慣、様子から血圧が高いのではと推測し、血圧を測り、高血圧であることに気づいた好事例です。

2 狭心症・心筋梗塞

内科・循環器科

1 どんな病気?

　日本人の死因の1位は悪性腫瘍（がん）ですが、それに次いで多いのが心疾患（心臓病）です。心疾患のなかでも、もっとも多いのが虚血性心疾患です。

　虚血性心疾患は心筋（心臓を形づくる筋肉）に酸素や栄養を供給している冠動脈の内腔が狭くなったり、詰まってしまうことで、そこから先の心筋に血液や栄養が送れなくなる（これを虚血といいます）病気です。

　虚血性心疾患のうち、冠動脈の内腔が動脈硬化などで狭くなって発症するのが狭心症です。心筋に必要な血液が供給できなくなるために心筋が酸素不足に陥った状態です。さらに状況が悪化して、狭くなった部分に血栓（血液の塊）が詰まり、血液の流れが完全に止まってしまい、血流が途絶えた先の心筋が壊死することにより発症するのが心筋梗塞です。

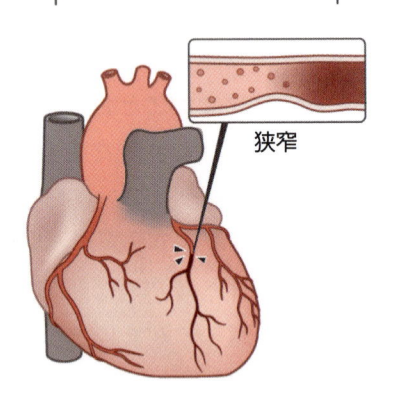

図●狭心症の仕組み

狭窄

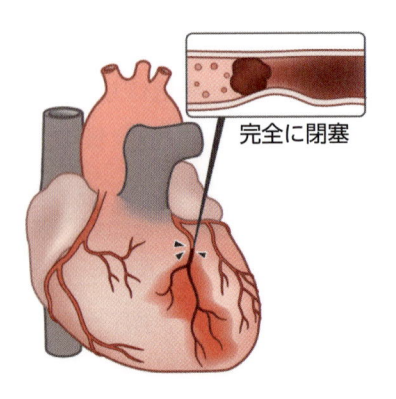

図●心筋梗塞の仕組み

完全に閉塞

2 症状

狭心症と心筋梗塞は突然の胸の痛みに代表される発作を起こす病気です。前兆となるサインは、息切れ、胸部の圧迫感です。

狭心症の特徴

狭心症の主な症状は、圧迫感を伴う胸の痛み、胸部からあごや左腕への痛みの拡がりで、症状は数分から10分以内に収まります。また、高齢者や糖尿病患者では、神経が障害されている場合もあり、痛みなどの異常に気づかないこともあります。狭心症は冠動脈が完全に詰まっていないので、少し休んでいれば虚血状態が改善して痛みの発作は収まります。また、ニトログリセリン舌下錠やスプレーで速やかに痛みを鎮めることも期待できます。

心筋梗塞の特徴

心筋梗塞は激烈な胸の痛みに襲われます。胸を火箸でえぐられるような痛みとも表現されます。顔面が蒼白、冷や汗が出る、息苦しさがあります。安静にしても、狭心症の特効薬ニトログリセリンを舌下しても改善されません。すぐに救急車を呼び、救急車が来るまで呼吸状態や顔色など慎重に観察し、万が一の心停止に備えます。

3 観察とケアのポイント

狭心症・心筋梗塞とも、前胸部痛と前胸部の圧迫感が一般的です。生命に直結する場合もあり緊急受診など適切な対応が求められます。高齢者の場合は、のどの痛みで風邪と思って受診したら狭心症だったり、胃が痛いので胃潰瘍だと思っていたら心筋梗塞だったというように、典型的な痛みがない場合があります。一方で、神経痛のチクチクする痛みを狭心症と勘違いする人もいます。

何かおかしいと思ったら、バイタルサインを測定します。通常のバイタルサインとどの

ような違いがあるのか。たとえば強い胸痛とともに脈拍が増え血圧が下がればショックの危険もあります。また、既往に狭心症や不整脈がある場合は、日頃から胸部症状がないか観察します。また、狭心症の既往がある場合は、胸部症状とそのときの対応、発作時の薬の使用方法等を確認しておく必要があります。

狭心症には、寝ているときや明け方などに胸痛が起こる安静時狭心症と、歩行や階段昇降時に胸痛が起こる労作性狭心症があります。さらに、狭心症の既往がある場合は、発作時の対応法を医師から指示されているはずです。たとえば「胸痛があったらニトログリセリンを舌の下に入れて（舌下投与）何分経過をみて効果が無ければ再度、舌下投与する」など、確認しておくことが必要です。

 観察ポイント

身体的側面 ▶ 胸痛の場所・持続時間や程度・発作が起きる時間帯や発作を起こす誘因の有無
バイタルサインの変化と随伴症状の有無（呼吸困難・チアノーゼ・手足
の冷感・息切れ・冷や汗など）
胸痛の種類（胸全体が締め付けられる・絞られるような不快感・圧迫感・
肩への放散痛・限局した部分の痛みなのか・体動時痛の増強の有無など）
内服状況とニトログリセリンの所持の有無、保管場所や発作時の対応の理解
の有無・舌下後の症状の変化・対応など

精神的側面 ▶ 不安・胸痛の恐怖・緊急時の焦燥感・重症化・再発の恐怖など

社会的側面 ▶ 独居等の生活環境・人間関係・経済的不安・家族状況など

ケアのポイント

1 バランスの良い食事、禁煙、禁酒、適度な運動、良質な睡眠、ストレスの軽減などの日常生活の改善
2 緊急性のある胸痛発作時は、すぐに医療機関へつなげる
3 定期受診・検査の情報共有と内服薬の確認
4 胸痛発作時の対応の情報共有と徹底

4 予防と治療

　日常生活で心臓に負担をかけないように心がけます。特に熱いお風呂とアルコールは心臓に大きな負担となるので注意します。アルコールを飲んだ後の入浴は絶対に避けます。アルコールは心臓や血管に働いて、動悸、めまい、冷や汗を引き起こします。アルコールと熱いお湯の相乗効果で心拍数が増加するだけでなく、血管が拡張するため心臓や脳への血流が減り、心臓に大きな負担をかけます。また、ヒートショックを避けるために、脱衣所は暖房をつけ、浴室はあらかじめシャワーで温かいお湯を出しておき暖めておくことも大切です。

　狭心症の前兆として、軽い胸の痛みや重苦しさを感じることがあり、それまで体験したことがない症状であれば医療機関で検査を受けることが望まれます。

　治療は、日常生活の改善（バランスの良い食事、適度な運動、禁煙、禁酒）に加えて、薬物治療が基本です。また、カテーテル（細い管）治療により、血管の拡張を維持するステント（金属製の網目状の筒）を冠動脈の狭くなった部分に留置したり、バイパス手術で狭くなった血管を迂回して血液が流れるように新しい通り道をつくる方法もあります。

5 よく使われる薬と服薬時の注意点

　薬物療法では、発作を鎮める硝酸薬、発作を防ぐカルシウム拮抗薬とβ遮断薬、血栓ができるのを防ぐ抗血小板薬の3つのタイプがあります。また、動脈硬化の進展予防のため脂質異常症の治療薬が併用されることも多いです。これらの薬は、飲み忘れや過剰服用で病状が悪化することがあります。もし飲み忘れたり、飲みすぎたりした場合は、自己判断せず、主治医やかかりつけ薬局に相談しましょう。また、飲み忘れたときなどの対応をあらかじめ医師や薬剤師に確認しておくのも良い方法です。

　発作はいつ起こるのか予測できません。ニトロ舌下薬をいつも身の回りに置いておきましょう。舌下錠の場合、通常は3分以内に発作が治まります。治まらないときは、10分後に1錠追加します。3錠服用しても治まらないときは救急車を呼びます。スプレーでは舌下に1回噴霧し、効果が不十分な場合、10分後にもう1回噴霧します。

主な医薬品（狭心症・心筋梗塞）

1 硝酸薬

主な商品名	一般名	効能	副作用
●ニトロール ●フランドル ●ニトロペン ●ミリステープ ●ニトロダームTTS ●シグマート	●硝酸イソソルビド ●硝酸イソソルビド除放剤 ●ニトログリセリン ●ニトログリセリン貼付剤 ●ニコランジル	血管を拡張します。速効型、長時間作用型があります。	頭痛、顔のほてり、めまい、ふらつき、立ちくらみ、動悸、血圧の低下など

2 カルシウム拮抗薬

主な商品名	一般名	効能	副作用
●ヘルベッサー ●アムロジン ●アダラート	●ジルチアゼム塩酸塩 ●アムロジピンベジル酸塩 ●ニフェジピン	冠動脈の収縮を抑制し、血流を良くします。	顔のほてり、めまい、ふらつき、頭痛など

3 β（ベータ）遮断薬

主な商品名	一般名	効能	副作用
●セロケン ●テノーミン ●メインテート	●メトプロロール酒石酸塩 ●アテノロール ●ビソプロロールフマル酸塩	心拍数をコントロールして、血圧を下げます。	めまい、徐脈、頭痛など

4 抗血小板薬

主な商品名	一般名	効能	副作用
●バイアスピリン ●エフィエント ●プラビックス	●アスピリン ●プラスグレル塩酸塩 ●クロピドグレル硫酸塩	血小板の凝集を阻害して血栓を抑えます。	倦怠感、喉の痛み、高熱、かゆみなど

5 ● 脂質異常症治療薬

主な商品名	一般名	効能	副作用
スタチン ● メバロチン ● リピトール ● クレストール	● プラバスタチンナトリウム ● アトルバスタチンカルシウム水和物 ● ロスバスタチンカルシウム	肝臓でのコレステロールの合成を抑制します。	胃不快感、だるさ、横紋筋融解症など
スタチン以外 ● ゼチーア	● エゼチミブ	小腸での悪玉コレステロールの吸収を抑制します。	腹満感、食欲低下など

＊動脈硬化性疾患予防ガイドライン2017によると、まだ虚血性心疾患を発症していない75歳未満の人、あるいは虚血性心疾患を発症したことがある75歳以上の人は悪玉コレステロールを管理目標値以下に下げることが発症予防あるいは再発予防に有効で、そのためにはスタチンをはじめとした薬による治療も考慮するべきとしています。

6 かかわりの好事例

　Aさんは心筋梗塞でステント治療をして2週間前に退院しました。訪問介護と訪問看護を利用して、認知症の妻と二人暮らしをしています。

　このところ、毎日夕方になると「胸が痛いから心配できてほしい」と訪問看護師を呼びます。バイタルサインや携帯心電計で調べても緊急性のある所見はなく、大丈夫と伝えますが、納得できない様子です。ヘルパーが訪問すると、眉間にしわを寄せて「ダメだ、胸が痛い…」と言います。そこでヘルパーが具体的に症状を聞くと、胸を指さして「ここが痛い」と言います。ヘルパーは訪問看護師から、胸痛時の観察ポイントとして、胸のどこかがピンポイントで痛む場合は神経痛などで大きな病気ではないことが多いと指導されていたので、そのことを伝えると、自分から「心臓は大丈夫なんだな」と言い、それ以降、訪問看護師を呼ぶこともなくなりました。

　その後のAさんとの会話のなかで、自分に何かあったら妻が1人残されてしまうことが心配で胸痛に過敏になっていることがわかり、ケアマネジャーに対応を検討してもらいました。

3 心不全

内科・循環器科

1 どんな病気？

　心臓は、生きていく上で必要な酸素や栄養を含んだ血液を身体の隅々まで運ぶための重要なポンプです。その機能が十分に働かなくなった状態が心不全です。息切れや呼吸困難を感じます。

　状態が慢性化している場合は慢性心不全といいます。心不全の発症や悪化を防ぐには、原因となる疾患の早期発見、早期治療が大切です。心不全の原因として考えられる主な疾患は、高血圧、弁膜症、心筋梗塞、不整脈などです。これらの病気で治療中の際に、息苦しさや足のむくみ、急な体重増加が現れた場合は、すぐに医師に相談します。

　また、心臓への負担をできるだけ少なくします。そのため、減塩、減量、禁煙、節酒、水分の取り過ぎを控えます。そして心不全の程度に見合った運動などを行い、生活習慣の見直しを心がけます。

　一方、急性心不全は心筋梗塞などにより、急に心機能が悪くなり、呼吸困難や胸苦しさで発症します。一刻を争いますので救急車を呼び、入院して治療を受けます。

図 ● 心不全の仕組み

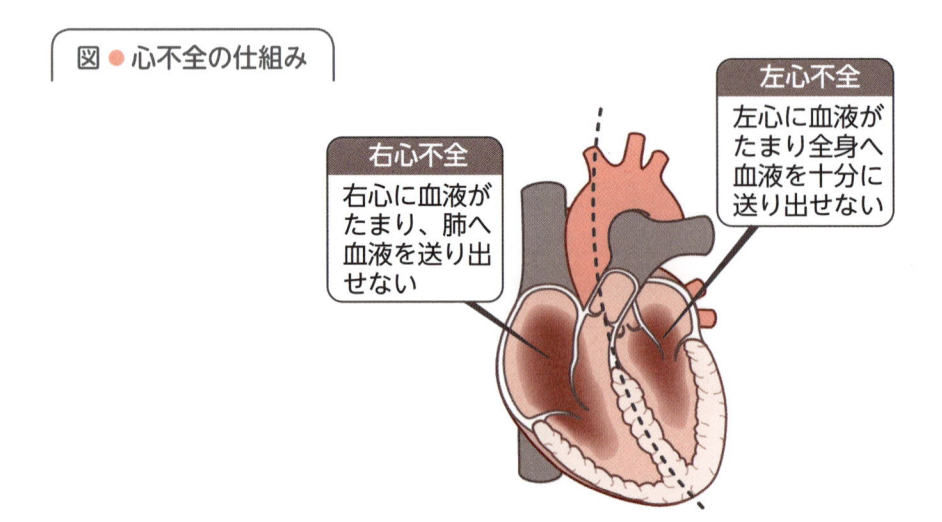

右心不全
右心に血液がたまり、肺へ血液を送り出せない

左心不全
左心に血液がたまり全身へ血液を十分に送り出せない

2 症状

　慢性心不全でよく見られる症状は、運動や動作時における動悸、息切れや足のむくみ（浮腫）です。安静や適切な治療でほぼ改善します。こうした症状は、過労や風邪、ストレスなどにより悪化したり再発することがあるので注意します。

　一方、急性心不全では呼吸困難、胸苦しさ、胸が激しく痛むなどの症状が現れます。

3 観察とケアのポイント

　観察と問いかけのポイントは下記の5項目です。

> **1** 毎日測っている体重が1週間以内に1キロ以上増えていないか
>
> **2** 夜はよく眠れているか（横になっていると息苦しくないか）
>
> **3** 夜間に排尿に起きる回数が増えていないか
>
> **4** 足のむくみが増えていないか
>
> **5** 体動時の息苦しさが出現していないか

　心不全が悪化した場合、心臓のポンプの働きが弱まるので、全身の血流が滞り、末梢の血管から水分がしみ出し、むくみが生じます。目に見えるすねや足の甲のむくみは、それだけで体重が1〜2キロ増加するので、心臓に疾患がある人が急に1キロ以上体重が増えた場合は、急性増悪を疑います（**1**，**4**）。このようなむくみは、就寝後に横になると血管内に戻ってくるので、血液のかさが増え、尿量が増えます。このため、夜間にトイレに行く回数が多くなります（**3**）。血液のかさが増えることは、肺の血流のうっ滞を引き起こし、肺のむくみを引き起こします。そうなると、苦しくて寝ていられなくなり、起き上がりたくなります（**2**）。このような場合、泡のような痰や、場合によってはピンク色の痰が出たりすることもあります。発熱がある場合は、肺炎の可能性があります。心不全が増悪している場合は、ポンプ不全があるので、運動耐容能（その人が耐えられる運動の限界）が減り、ちょっ

との体動で息苦しく感じます（**5**）。

　ケアのポイントは、上記の項目のうち１つでもあれば主治医や看護師に伝えるようにすることが第一で、その上で服薬がきちんとできているか、塩分を取りすぎていないか、水分を取りすぎていないかチェックし、なるべく動きすぎないように安静にすること、入浴は控え清拭にすること、夜間が苦しいようであれば、就寝時に上体を20〜30センチくらい高くすると効果があります。

 **観察ポイント**

身体的側面 ▶ バイタルサインの変化（脈拍増加・血圧の低下・意識レベル低下など）
動悸・呼吸困難・四肢の冷感・チアノーゼ・尿量減少・浮腫・頸静脈怒張（起座位）・臥床時の喘息様の咳増加と泡沫状の痰・胸苦しさ・胸痛・体動時息切れ・水分摂取状況・睡眠状態・排便状態・体重増加
食事内容（塩分制限）など
服薬状況や副作用など

精神的側面 ▶ 不安・恐怖・焦燥感・抑うつ・ストレスの有無など

社会的側面 ▶ 受診状況・喫煙・アルコール習慣・家族関係・経済的問題など

 ケアのポイント

1 定期受診、検査の情報共有、服薬状況の環境調整・管理
2 生活習慣の見直し（食事内容・水分摂取量・適切な運動量・節酒・禁煙・便秘改善・良質な睡眠確保・ストレス軽減など）
3 呼吸困難と随伴症状の確認で、緊急時はすぐに医療機関へつなげる。

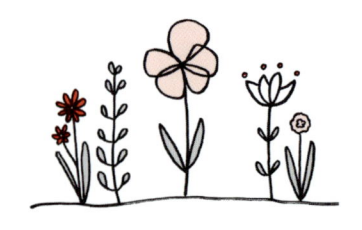

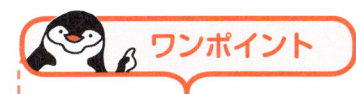

　朝の起床時に、排尿を済ませてから体重を測定する習慣を身につけましょう。夜間に溜まった余分な水分が尿で出て行き、食事の影響を一番受けない時間が起床時の排尿後なのです。寝間着を着たままでよいので、同じ条件で測定します。なお、起床時に測定することが難しい場合は、同じ時間帯に測れば良しとします。

4 予防と治療

　治療の基本は基礎疾患の治療、生活習慣の見直し、そして薬物療法です。
　薬物療法では、心臓の負担を減らす利尿薬、うっ血症状を改善する血管拡張薬、心臓を休ませて血圧を下げるβ（ベータ）遮断薬、血圧を下げて心臓を保護する降圧薬（ACE阻害薬、ARB薬）、心臓のポンプ機能を強くする強心薬の5タイプが主に使われます。

5 よく使われる薬と服薬時の注意点

　心不全を悪化させないためには、塩分は1日6〜7g以下とします。禁煙はもちろん、節酒を心がけます。また水分の取り過ぎは心臓の負担になります。軽症では、1日1000〜1200㎖、重症では、1日1000㎖以下が目安です。医師の指示を守りましょう。
　高齢者では、心不全になると再発がよく見られます。その原因の1つは薬の飲み忘れと言われています。処方された薬は医師や薬剤師の指示通りに飲みましょう。

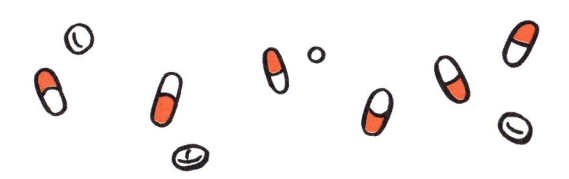

主な医薬品（心不全）

1 ● 利尿薬

主な商品名	一般名	効能	副作用
●アルダクトンA ●フルイトラン ●ラシックス	●スピロノラクトン ●トリクロルメチアジド ●フロセミド	腎臓に作用して塩分を排泄し血圧を下げます。	脱水、立ちくらみ、電解質異常など
●サムスカ	●トルバプタン	強力な利尿作用があります。	高ナトリウム血症、脱水など

2 ● 血管拡張薬

主な商品名	一般名	効能	副作用
●フランドル	●硝酸イソソルビド徐放剤	冠動脈の血流を増加します。	頻脈、頭痛など
●ミリステープ	●ニトログリセリン貼付剤	肺うっ血を改善します。	

3 ● β（ベータ）遮断薬

主な商品名	一般名	効能	副作用
●メインテート	●ビソプロロールフマル酸塩	心臓に作用して心拍数と心収縮力を抑え血圧を下げます。	めまい、徐脈、だるさなど
●アーチスト	●カルベジロール	α遮断作用もあります。	

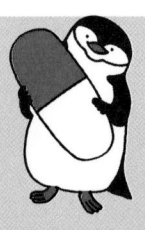

4 ● 降圧薬

ACE阻害薬

主な商品名	一般名	効能	副作用
●レニベース ●コバシル ●ロンゲス	●エナラプリルマレイン酸塩 ●ペリンドプリルエルブミン ●リシノプリル水和物	血圧にかかわるホルモンを調節し心臓を保護します。	空咳、腎障害、めまいなど

注）ACE阻害薬：アンジオテンシン変換酵素阻害薬

ARB薬

主な商品名	一般名	効能	副作用
●ブロプレス	●カンデサルタンシレキセチル	血圧を上げるホルモンを抑えて心臓を保護します。	めまい、ふらつき、動悸など

注）ARB薬：アンジオテンシンⅡ受容体拮抗薬

5 ● 強心薬

主な商品名	一般名	効能	副作用
●ジゴキシン ●ジゴシン ●ラニラピッド	●ジゴキシン ●メチルジゴキシン	心筋の収縮を増強して頻脈を改善します。	食欲不振、めまい、頭痛など
●アカルディ	●ピモベンダン	心筋の収縮力を高め抗不整脈作用もあります。	動悸、頻脈、胸苦しさなど

6 ● その他

主な商品名	一般名	効能	副作用
●ノイキノン	●ユビデカレノン	心筋の酸素利用効率を高め心臓の働きをよくします。 心不全の予防、改善効果があります。	胃の不快感、食欲不振、吐き気、発疹など

6 かかわりの好事例

　Aさんは慢性心不全です。このところ元気がありません。スタッフはトイレ誘導で訪問しますが、Aさんは少し動いただけで息切れする様子です。尿量も減り、足にはむくみがあります。食欲も落ち、横になっている時間が長くなり、悪循環に陥っている感じです。

　スタッフはAさんの首の血管が膨れていることが気になりました。また、起きているときはあまりない咳が横になると始まります。まるで喘息のように咳が続き泡のような痰がでます。バイタルサインで発熱などは無く、痰の性状からみても感染症を起こしている感じではありません。だとすると、なぜ呼吸困難が起きているのか？　スタッフはAさんが慢性心不全ということから、心臓に何か起きているのではないかと考え看護師に観察した内容を伝えました。

　看護師は、聴診で粗い断続性副雑音を聴取し、左心拡大があること、脈拍が増加し、さらに肝臓の幅も大きくなっているため両心不全の危険があると判断し、受診をしていただきました。その結果、Aさんはやはり心不全が悪化しており、入院となりました。

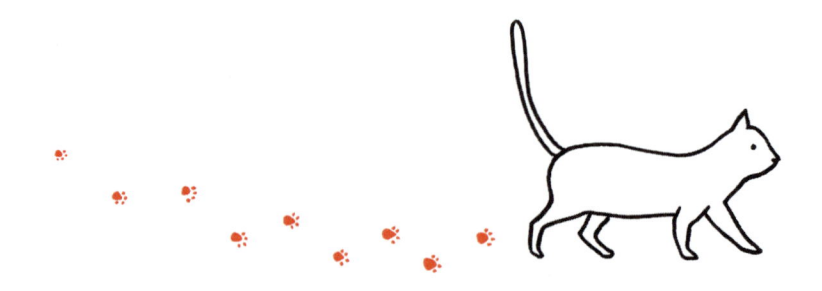

4 脳血管障害（脳卒中）

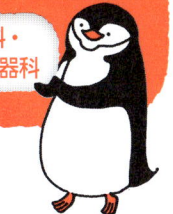

1 どんな病気？

　脳血管障害とは、脳の血管が障害を受けることによって生じる疾患の総称です。一般的には脳卒中のことで、脳の血管が破損したり、詰まったりして、脳の機能に重大な障害を与えます。「脳梗塞」「脳内出血」「くも膜下出血」などの総称です。これらの病気の原因と特徴は表のとおりです。

図表● 脳血管障害（脳卒中）の種類と原因

種　類	原　因	発症の特徴
脳梗塞	動脈硬化が原因で起こる脳血管の狭窄や（アテローム）血栓により脳血管が詰まる脳血栓と、心臓弁膜症や心房細動により心臓内で発生した血栓が脳血管に詰まる脳塞栓があります。脳血栓のうち脳の深い部分の細い血管が詰まる場合をラクナ梗塞と呼びます。	脳血栓は高齢者に多く、脳塞栓は中高年で心臓病や不整脈がある人にみられます。
脳出血	脳の中で血管が破れて、脳内に出血している状態です。原因は高血圧とそれが原因の動脈硬化です。	脳出血は高血圧の人にみられます。
くも膜下出血	くも膜下出血は脳の表面の軟膜とくも膜の間に出血が起こります。脳の血管の瘤（こぶ）の破裂などが原因となります。	くも膜下出血は年齢にあまり関係なく、若い人にも高齢者にもみられます。

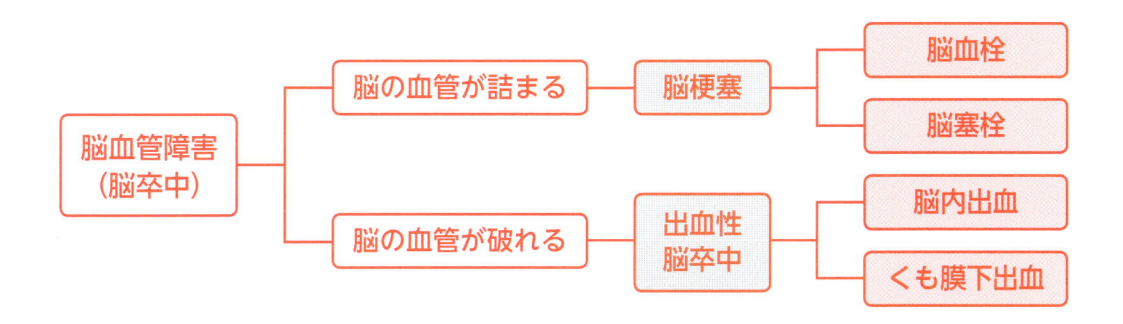

2 症状

脳梗塞

　前兆として一過性脳虚血発作が起こる場合があります。この発作は一時的に血流が途絶えて脳が虚血状態になり、半身の運動麻痺などの症状が現れ、5〜10分くらいの短時間で症状が消えます。短時間の発作なので本人でも気づかないことがあります。主な症状は、言葉が出ない、片側の手足に力が入らない・しびれる、物を落とす、物につまずきやすい、物が二重に見えるなどです。なお、脳梗塞は発症後4時間半以内に血栓溶解療法などの治療を行えば経過は良好とされています。脳梗塞の前兆である、一過性脳虚血発作のサインに気づき、対応することが大切です。

　これらの症状（サイン）を放置すると脳梗塞を発症します。脳梗塞の症状は、片側の麻痺、筋力の低下、感覚が麻痺する、記憶力の低下、言語の障害などです。

脳出血

　脳出血の初期の症状は、嘔吐、めまい、気分が悪い、手足がしびれるなどが現れ、その後、片麻痺や場合によっては意識を失う、大きないびきをかくなどが現れて、片麻痺などの後遺症が残ることがあります。

くも膜下出血

　くも膜下出血の症状は、激しい頭痛、吐き気、嘔吐、意識を失うなどがあります。

3 観察とケアのポイント

　脳血管障害（脳卒中）は、起こる場所によって症状はさまざまですが、突然、症状が出現するのが典型的な特徴で、重症化しやすく、さらに再発する傾向があります。よって、症状を知った上で前兆を早めに察知して受診につなげることが大切です。重症化を防ぐケアや観察のポイントを押さえておきます。もちろん意識が無いときはすぐに救急車を呼び、呼吸停止があれば心肺蘇生をします。

 **観察ポイント**

身体的側面 ▶ 脳梗塞や脳出血の予兆

脳梗塞の場合は、一過性脳虚血発作（24時間以内（多くは数分〜数十分）で症状が治ってしまう発作）があったら、脳梗塞になる危険があるため受診が必要です。症状のポイントは左右差です。
片側の手足に力が入らない・握力の左右差
身体の半分がしびれる・呂律（ろれつ）が回らなくなる
言葉が出なくなる・相手の言うことが理解できない
片側の眼がぼやけて見えにくかったり、二重に見える
めまいがする・ふらついて歩けない

重症化の観察ポイント

片側の麻痺・筋力低下・感覚麻痺・記憶力低下・嘔吐・激しい頭痛
瞳孔の変化（大きさの異常＝正常は2〜8mm・左右差・固定した瞳孔）
呼吸パターンの変化（不規則・過呼吸・無呼吸など）
意識レベル低下（突然倒れて意識を失う・意識消失と大きないびき）

精神的側面 ▶ 抑うつ・ストレス・興奮・怒り・不安など

社会的側面 ▶ 急な気温の変化・食事内容・過労・対人関係・介護状況・運動・経済的問題

1 高血圧・糖尿病・不整脈・脂質異常症・肥満・動脈硬化・脳動脈瘤の有無を知った上で食事療法・薬物療法が適切に維持されるように環境を整備する

2 喫煙や飲酒習慣の改善、減塩や食生活の見直し、過度のストレスの軽減、適度な運動習慣、こうした日常生活の管理で予防する

3 予兆・重症化の危険があれば、すぐに医療機関へつなげる

4 服薬状況の確認と情報を共有する

5 水分摂取状況に注意し、脱水や熱中症を予防する

4 予防と治療

　急性期の治療は、一刻も早く適切な治療を行うことが最優先になります。脳梗塞であれば血管に詰まった血栓を溶かす血栓溶解療法などを行う場合があります。脳出血では外科的な手術を行う可能性があります。また、くも膜下出血では脳動脈瘤の出血を止める手術を行います。いずれの場合も、一刻も早く治療を開始する必要があるので、発症が疑われたら、ただちに救急受診することを考えます。

5 よく使われる薬と服薬時の注意点

　急性期の治療が終われば、薬物療法を行います。薬物は大きく分けて自覚症状を改善する薬と、再発を予防する薬が処方されます。薬物療法では、抗血栓薬、抗凝固薬、脳代謝改善薬などが使われます。

　再発を予防する薬は効き目がはっきり自覚しにくいため、服薬を怠りがちです。しかし、再発予防のためには非常に大切ですので、服薬を守りましょう。

　抗凝固薬の服用中は出血に注意します。けがや抜歯はもちろんですが、消化管からの出血がないかを見るために便の色（黒色）に注意します。

1 抗血栓薬

主な商品名	一般名	効能	副作用
●パナルジン ●プレタール ●バイアスピリン ●プラビックス	●チクロピジン塩酸塩 ●シロスタゾール ●アスピリン ●クロピドグレル硫酸塩	血小板の凝縮を抑制して血栓を防ぎ血流をよくします。	鼻血、歯茎の出血、皮下の出血など

2 抗凝固薬

主な商品名	一般名	効能	副作用
●ワーファリン	●ワルファリンカリウム	血液凝固に関係するビタミンKに拮抗して血液の固まりを予防します。	鼻血、歯茎の出血、皮下の出血など
●リクシアナ	●エドキサバントシル酸塩水和物	血流の凝固因子に直接作用して、血流を固まりにくくします。	
●イグザレルト ●エリキュース	●リバーロキサバン ●アピキサバン		

3 脳循環・代謝賦活薬

主な商品名	一般名	効能	副作用
●セロクラール	●イフェンプロジル酒石酸塩	意欲の低下、自発性の低下、気分の低下などの精神症状を改善します。	口渇、吐き気、頭痛、動悸など
●サアミオン ●ケタス	●ニセルゴリン ●イブジラスト		

6 かかわりの好事例

　Aさんは、要介護4で日中独居の男性です。脳梗塞の既往があり左側に不全麻痺が残っており、血管性認知症もあります。日中はほぼベッド上で過ごしていますが、ヘルパーが午前・午後の2回、排泄介助で訪問し生活支援をしています。声掛け誘導でポータブルトイレへ移乗し排泄をしていますが、ほとんどオムツ内に排泄している状況です。

　今日も、いつも通りに訪問しましたが、ヘルパーは何か様子がおかしいと感じました。ベッドの上で眼を閉じて眠っていますが、息をしていないように見えます。脈拍は触れます。慌てて声かけをすると反応は示しますがもうろうとしていて、いつもと違います。

　バイタルサインを測定すると、体温は35.8℃、脈拍は84回／分、血圧は152／84mmHg、呼吸は20回／分で通常と変わりはありません。ですが、呼吸が不規則で20秒ほど無呼吸で、その後、早い呼吸で回数を補っているように見えました。今まで、このような呼吸をしたAさんを見たことがなかったので、ヘルパーは訪問看護師へ情報提供しました。結果、脳梗塞の再発で緊急入院となりました。

　このときのバイタルサインは、数値的には大きな異常がないように見えますが、呼吸状態に違和感を覚え「呼吸（不規則）」と記録を残し、医療へ情報を提供したヘルパーの対応が良かったのです。つまりバイタルサインは、数だけではなく性状も観察することが必要で、さらにそれが異常と感じたら、その情報を医療職へつなげることが大事なのです。

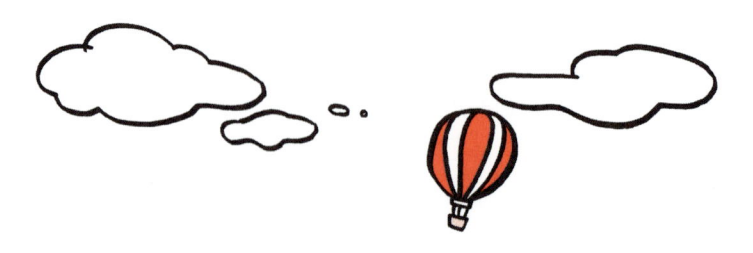

5 硬膜下血腫

脳神経外科

1 どんな病気？

　硬膜下血腫には急性と慢性があります。急性の場合は転倒や打撲などにより、脳が損傷して、その場所から脳を包む硬膜と脳の間に血液がたまり、固まって血腫となります。慢性の場合は、脳と硬膜をつなぐ細い血管が損傷することにより、ゆっくりと血流が固まります。

種類	原　因	発症の特徴
急性硬膜下血腫	頭部の怪我や転倒などによって急激に生じる出血が原因となります。	急性といっても、すぐに症状が現れず、数時間後に現れることがあるので、観察が必要です。
慢性硬膜下血腫	忘れてしまうような軽微な頭部外傷などの後、通常1〜2か月かけて頭蓋骨の下の脳を覆っている硬膜と脳との隙間にじわじわと血がたまってきて、血腫が大きくなり、脳を圧迫します。	高齢者に多く、軽い頭部への打撲などが原因です。徐々に出血するため、症状も徐々に出現するので長期の観察が必要です。

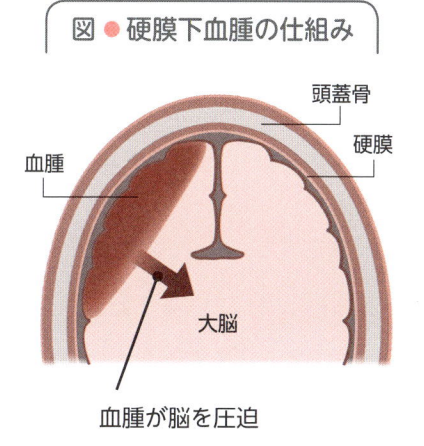

図 ● 硬膜下血腫の仕組み

頭蓋骨
硬膜
血腫
大脳

血腫が脳を圧迫

2 症状

　急性硬膜下血腫では意識障害が多く、手足の麻痺や言語の障害もよく現れます。
　慢性硬膜下血腫では、頭痛、なんとなく元気がない、言葉が出にくい、尿失禁をするようになった、麻痺が出てきた、歩行がおかしい、急に認知機能が低下したなどがあります。高齢者では症状がゆっくり出現することが多いので、日ごろからの観察が大切になります。

59

3 観察とケアのポイント

慢性硬膜下血腫は高齢者に多く、日常生活のなかで転倒を繰り返していても、常に誰かと一緒にいるわけではないので、発見されにくいことが特徴です。

高齢者は血液を固まりにくくする薬を飲んでいる方が多いうえ、血管がもろくなり出血しやすい状態であり、筋力低下やバランス感覚の低下により転倒しやすいため、その衝撃により硬膜下で出血が起こると、それが徐々に広がっていき、症状も徐々に出現していきます。これが慢性硬膜下血腫です。

一方、転倒や頭をぶつける外傷などで、急激に症状が出る場合もあります。これが急性硬膜下出血です。症状が徐々に出てくるか急激に出てくるかの違いです。慢性か急性かは、転倒したり、頭をぶつけたなどの情報があれば、情報共有して症状を観察し、適宜、医療へつなげます。

転倒して尻もちをついただけでも硬膜下血腫が発症したケースもあります。頭を打っていないから大丈夫ではなく、硬膜下血腫の危険もあることを理解し経過を追いながら観察し、異常がみられたら受診につなげます。

 **観察ポイント**

身体的側面 ▶ 頭痛・何となく元気が無い
言葉が出にくい・尿失禁をするようになった
歩行がおかしい・転倒しやすくなったなど

精神的側面 ▶ 不安・抑うつ・無気力など

社会的側面 ▶ 生活環境（転倒等の危険・服薬・介護環境・経済的問題など）

 ケアのポイント

1 転倒や尻もち、頭を打ったなどの情報があれば、チームで情報を共有し、急性・慢性硬膜下血腫の危険を予測し、異常の早期発見につとめ医療機関へつなげる
2 環境整備で転倒の危険を少なくする
3 服薬状況の確認と情報共有
4 筋力低下やバランス感覚低下の防止のリハビリで転倒予防する

4 予防と治療

治療は頭の中にたまった血液を除去する手術（穿頭ドレナージ術）を行います。ただし、意識障害などがなく、症状が安定している場合は手術を行わず、経過観察することもあります。

5 よく使われる薬と服薬時の注意点

治療のための薬物療法はありません。他の疾患の治療のため、ふらつきや転倒の副作用がある薬を飲んでいる場合は十分に注意します。気をつける薬はサラサラにする薬（57ページ1、2）、抗精神病薬（123ページ1）、抗てんかん薬（144ページ）、睡眠薬（123ページ4、128ページ）、抗うつ薬（123ページ3、133・134ページ）などです。

6 かかわりの好事例

有料老人ホームに入所中のAさんは、毎日のレクリエーションを楽しみにしています。しかし、めずらしく時間になってもホールへ出てこないのでスタッフが居室に迎えに行きました。

Aさんはトイレで転倒したらしく、便器の横でボーっとしていました。便器の周りには血のりがべっとりついていて、衣服にも血が広範囲についています。スタッフは出血量にびっくりし、ドキドキしながら「大丈夫ですか」と声を掛けました。そして、後頭部を見ると、5センチほどの大きさの傷があって、ぱっくりと傷口が開いていることに気がつきました。

救急で病院を受診し、頭部外傷の縫合を行いました。受診中、Aさんは医師からの質問に返答はできましたが、どこかボーっとしており、いつものような覇気がありません。スタッフはAさんの様子がいつもと違うことが気になり、それを医師に伝えました。医師は念のためにCTを撮ることにし、検査の結果、急性硬膜下血腫があることがわかり、入院となりました。

初めて接する医師にAさんの変化はわかりません。この事例は、普段接しているスタッフが適切にAさんの状態を伝えたことにより急性硬膜下血腫を発見できた好事例です。

6 逆流性食道炎

内科・消化器科

1 どんな病気？

　逆流性食道炎は、胃から胃液などが逆流し、食道に炎症が生じる病気です。最近は高齢者の発症が増えています。加齢により、背骨が曲がると胃が圧迫されるようになり、一方で下部食道括約筋が緩んで、胃液が逆流しやすくなります。それに加えて、食道の蠕動運動や唾液の分泌が低下すると、逆流した胃液を胃に戻すことができなくなります。一度にたくさん食べたり、炭酸飲料を飲みすぎたりすることで、発症することもあります。また、食後すぐに横になると胃の内容物が逆流しやすくなります。

2 症状

　主な症状は胸やけです。胸がきゅーと痛い、胸がチリチリと痛む、胸が焼けるように苦しいなど訴えられます。胸やけは食後や脂っこい食事を食べた後に起こりやすいようです。また、のどの違和感、胸のつかえ感、上腹部痛、咳などの症状も現れることがあります。

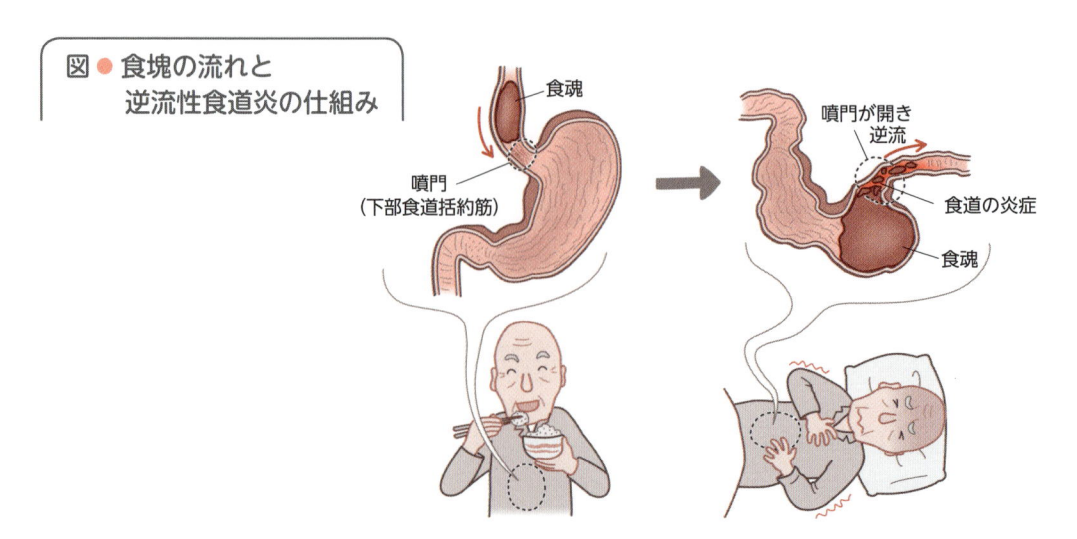

図● 食塊の流れと
　　逆流性食道炎の仕組み

食魂

噴門
（下部食道括約筋）

噴門が開き
逆流

食道の炎症

食魂

3 観察とケアのポイント

　逆流性食道炎の特徴的な自覚症状は胸やけですが、強い胸痛がある場合もあり、狭心症などの他の病気と間違われることもあります。食べた物や食べた後の姿勢によっても症状が出やすかったりするので、観察と適切なケアが求められます。特に高齢者の場合は、自覚症状を感じずに進行している場合もみられるので、介護職の観察により症状を見つけて医療職へつなげることが大事です。さらに、食事内容や食事摂取状態に気をつけることで予防することも必要です。

 **観察ポイント**

身体的側面 ▶ 胸やけ・胸痛・酸っぱい水が上がってくる・げっぷが出る・吐き気と嘔吐・咳が続く・のどの痛みや違和感・胸のつかえ感・上腹部痛・嚥下障害・声がれ・円背・便秘・肥満など

社会的側面 ▶ 食事環境（食事内容が脂っこいものが多い・食後にすぐに横になる・食べるときの姿勢・食べ過ぎ・炭酸飲料やアルコール摂取が多い・コーヒーや刺激物を好んで摂るなど）

ケアのポイント

1 食事の支援（アルコール、炭酸飲料、刺激物、脂っこい食事を控える。食べ過ぎ防止など）
2 食事環境の整備（なるべく前傾姿勢ではない姿勢維持の工夫。食後にすぐに横にならないなど）
3 内服の確認と情報共有
4 便秘の解消・肥満の軽減など
5 適切な服薬管理

4 予防と治療

　治療は胃酸の分泌を抑える薬物療法が主体です。現在の薬物療法に使われる胃酸分泌を抑える薬は効果が高く、正しく使用すれば胸やけなどの症状はほぼ消失します。
　薬物療法と同時に生活指導、食事指導も行います（ケアのポイント参照）。
　逆流性食道炎は基本的には命を脅かすような病気ではありませんが、高齢化、生活習慣の欧米化などにより発症は増加しており、治療が長引く傾向があります。

5 よく使われる薬と服薬時の注意点

　強力に胃酸の分泌を押さえるプロトンポンプ阻害薬（PPI）やH₂受容体拮抗薬（H₂ブロッカー）が使われます。

　逆流性食道炎は再発しやすく、再発すれば、再び薬物療法を開始する必要があります。また、難治性の逆流性食道炎では長期の薬物療法が必要になります。

6 かかわりの好事例

　Aさんは緑内障で失明し、全盲の方です。高齢になり高度の難聴もありますが、ヘルパーの支援で独居生活を続けています。既往には、狭心症があり、発作時にはニトログリセリンを舌下しています。

　このところ「胸痛があるの」とAさんは話します。Aさんは狭心症があるので、ヘルパーは詳しく話を聞いてみました。すると、「狭心症のときの胸痛は朝起きたときに布団の中であるの。でも今日のような胸痛は、いつも食事の後だから食べ過ぎかしら？　酸っぱい水が上がってくるのよ」と話してくださいました。Aさんは、食事の後すぐに横になって休まれますが、いつもげっぷをしています。ヘルパーは、その様子と言葉から、胸痛の原因が逆流性食道炎ではないかと考えました。「Aさん、食べた後、座いすに寄りかかって少しの時間過ごすことはできますか？」「大丈夫だけど、どうして？」「逆流した胃酸が原因で胸痛が起こることがあるそうです。次回、受診のときに先生にお聞きしてください。それまでは、食後、横にならずに座いすに寄りかかっていれば逆流しないので、胸痛は無くなるかもしれません」と話しました。そして、食事の内容も脂分を控えるようなメニューの工夫もしました。すると、胸痛はなくなり、受診時も特に薬の処方もなく、今の方法でいいと指導されました。

主な医薬品（逆流性食道炎）

1 ● プロトンポンプ阻害薬（PPI）

主な商品名	一般名	効能	副作用
●パリエット	●ラベプラゾールナトリウム	胃の壁細胞にある胃酸分泌を行うプロトンポンプの働きを阻害して、胃酸の分泌を強力に抑制します。逆流性食道炎の第一選択薬です。ピロリ菌の除菌にも効果があります。	便秘、下痢、口渇、頭痛、不眠、めまい、過敏症など
●オメプラール ●オメプラゾン	●オメプラゾール		
●タケプロン	●ランソプラゾール		
●ネキシウム	●エソメプラゾールマグネシウム水和物		
●タケキャブ	●ボノプラザンフマル酸塩		

2 ● H₂受容体拮抗薬（H₂ブロッカー）

主な商品名	一般名	効能	副作用
●ガスター ●ザンタック ●アルタット	●ファモチジン ●ラニチジン塩酸塩 ●ロキサチジン酢酸エステル塩酸塩	胃のヒスタミンH_2受容体を刺激して胃酸の分泌を強力に抑えます。	倦怠感、頭痛、錯乱、めまい、ショック、過敏症、便秘など
●アシノン	●ニザチジン		
●プロテカジン	●ラフチジン	胃粘膜保護作用もある。	

🐧 **ワンポイント**

　高齢者の逆流性食道炎では誤嚥性肺炎をきたしたり、重症化する原因になります。誤嚥性肺炎を予防するためには、口腔内のケアを行うこと、食後2時間はできるだけ上体を起した姿勢を保つようにします。

7 便 秘

内科・消化器科

1 どんな病気？

　便秘には統一された診断基準はありませんが、およそ３日以上排便のない場合、あるいは週２回以下の排便の場合を便秘と言います。高齢者の30％以上が便秘に悩んでいると言われています。便秘になると不快な症状がいつも気になり、日常生活に支障をきたしたり、認知症の人の場合はBPSDの原因になることもあります。また、たんなる便秘だと思っていたのが大腸がんのサインであることもあります。「たかが便秘、されど便秘」なのです。

　便秘にはいろいろなタイプがありますが、大きく分けて機能性便秘と器質性便秘があります（図）。

図 ● 便秘の４つのタイプ

	機能性便秘			器質性便秘
	結腸性(弛緩性)便秘	直腸性便秘	けいれん性便秘	
便秘のイメージ				
原因	●腸の筋力の低下	●便意があるのに我慢する	●ストレス	●腸内のポリープなどで便が出にくい
症状	●お腹が張る	●便が硬い ●残便感がある	●固くてうさぎの糞のような便 ●左腹部の痛み	●急に便秘になる ●便の形が変形している ●血便が見られる
なりやすい人	●高齢者 ●食べる量が少ない人	●女性	●若い人 ●社会人	●腸に何らかの病変がある
対策	●食物繊維が多い食事をする ●適度な運動をする	●朝食をしっかり食べる ●毎朝トイレに行き、規則正しい排便リズムを心がける	●精神面のゆとりをもつ	●かかりつけ医などに相談する

2 症状

　機能性便秘とは、腸管の通りは悪くないのに起こる便秘です。高齢者に多い腸の筋力低下による結腸性（弛緩性）便秘や、便意があるのに我慢する長年の排便習慣で大腸が弛緩して太くなり、腸に便がたまっても便意が起こりにくくなる直腸性便秘、腸管運動亢進が原因で、腸が痙攣して細くなり、通りが悪くなるために起こるけいれん性便秘などがあります。

　一方、器質性便秘は腸管に通りの悪いところがあるために起こり、大腸ポリープやがんなどの病気が原因となることがあるので要注意です。

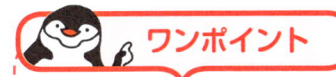 **ワンポイント**

がんが原因の便秘の見分け方

　器質性便秘で一番怖いのはがんです。以前は順調だったのに便秘になったり、便が細くなったりした場合は医師に相談してください。自己判断で便秘薬に頼っていると手遅れになる場合があります。

3 観察とケアのポイント

　高齢者は便秘で困っている方が大勢います。それは、義歯になり繊維質の食物が摂れなかったり、トイレが近くなることが嫌で水分を控えたり、腸管の老化に加え運動量も少なくなるなどの理由で便秘になりやすいのです。さらに便秘が続くと、食事が摂れなくなり吐き気が出たり、お腹が張って痛みを伴ったりと、身体的に辛いだけではなく、便秘が元でさらに動くことができず、精神的にもうつ傾向となり閉じこもりになったり、廃用症候群になる危険性もあります。そこで排便に関しては、次頁のような視点で観察し、必要時には医療へつなげます。

 **観察ポイント**

身体的側面 ▶ 排便リズム（最終排便はいつか？）

便の量（増減・腹満感・ガスが出ているか？）

便の色（緑色、灰色、薄いクリーム色、海苔の佃煮様の黒色、赤黒、鮮血の付着）

便の形状や硬さ（ウサギの糞のような形、岩のようなごつごつした塊、ピンポン玉のような形、水のような便、食物残渣の混じった不消化便、バナナのような形、泥のような便など）

痛み（どのような腹痛か、肛門の痛みの有無、いつ痛いのかなど）

服薬（下剤を服薬しているか、浣腸や座薬などを常用しているか、便秘の副作用のある薬を飲んでいないか）

食事摂取状態（内容・量・摂取時間や食べ方・形状・嚥下状態・義歯の状態・水分摂取量は適切かなど）

病気の有無（肝臓の病気はないか、開腹手術をした経験はあるか、イレウスの既往はないか、貧血で鉄剤の服薬はないか）

精神的側面 ▶ 抑うつ・ストレスの有無・無気力・苛立ち・怒りなど

社会的側面 ▶ 運動・臥床時間・社会との交流・閉じこもり・人間関係・暴言や暴力などの人格変化の有無など

 **ワンポイント**

便秘を予防する生活習慣

便秘を防ぐには、日常生活の習慣が大切です。以下の5項目を心がけましょう。

● 毎日3食、適量を食べる。 ● 食物繊維、ビタミン、水を十分に摂る。
● 適度な運動を心がける。 ● ストレスを溜めないようにする。
● 排便を我慢しない。

ただし、イレウスの既往のある人は、食物繊維は柔らかく煮て、野菜から取るようにしましょう。硬い繊維の野菜（ごぼう、たけのこ、セロリ、山菜など）は控えるようにしましょう。

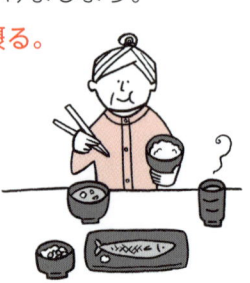

ケアのポイント

1. 排便状態（便の量や性状・下剤の内服や坐薬・浣腸の有無など）をカレンダーなどにつけて情報共有する

2. 下剤の量や種類などの調整は、医師や薬剤師、訪問看護師等に相談する。鉄剤を服薬しているときは黒色便になり、血便（鮮血）の場合は、痔・ポリープ・大腸がんなどが疑われ、黒色便で鉄剤の服薬がないときは上部消化管の出血も疑われるため、医療へつなげる

3. 腹痛や腹満感の確認をする。ガスが出ているかが重要で、ガスが出なくて腹痛や腹満感、吐き気、嘔吐などがあれば腸閉塞の可能性もあるため、医療機関へつなげる

4. 腹痛や発熱もなく、ガスも出ているが便秘で苦しいときは、腹部を温めたり、腹部を「の」の字の方向でマッサージする。ただし、強い腹痛で腹壁が硬くなっていたり、上体を起こして歩行できないようなときは腹膜炎の可能性があり、緊急受診が必要

5. 便が直腸まで下りていて、便意が強いのに排便できない場合は、硬便に出口をふさがれた状態になっている場合が多く、摘便（指で便をほじくり出す）や浣腸が必要。摘便は肛門を傷つける恐れがあるので看護職が行う

6. 水分を十分摂り、繊維質の多い物を工夫して食べるようにする。ただし、イレウスの既往がある人は繊維質の多い物は控える

7. 日常生活に適度な運動を取り入れ、活動量を増やす工夫をする

4 予防と治療

　食生活は3食きちんと、特に朝食をしっかり摂ることが大切です。食物繊維の多い食べ物、水分、ビタミンを十分に摂ります。食物繊維は不溶性食物繊維（野菜類）と水溶性食物繊維（海藻類、果物）をバランスよく摂ることがポイントです。

　生活面では、ストレスをためず、ゆとりある生活を心がけましょう。また、排便を我慢せず、便意がなくてもトイレに毎日座る習慣をつけます。適度な運動（ウォーキング）やマッサージなどで腸の動きを促すことも良いでしょう。

5 よく使われる薬と服薬時の注意点

　便秘の薬は、市販薬を含め多くあります。しかし、あまり薬に頼らず、便秘にならない日常生活が大切です。薬に頼りすぎると効き目が弱くなり、難治性のがんこな便秘に陥ってしまうことがあります。また、市販薬の便秘薬を飲んでいるときは、医療機関での便秘薬とだぶらないように、その旨を医師や薬剤師に伝えましょう。

　服薬している薬の副作用で便秘が現れることもあります。腸の運動が抑えられるためで、便秘の副作用が現れやすいのは、抗うつ薬、抗精神病薬、風邪薬、鎮痛消炎薬、抗アレルギー薬、抗パーキンソン薬、胃腸薬（抗コリン薬）、鎮咳薬などです。薬の副作用として便秘が考えられる場合は医師や薬剤師に相談しましょう。

6 かかわりの好事例

　グループホームで暮らすAさんは、肝硬変と肝がんで療養中です。ここ3日間排便がなく、スタッフがかかわる際に、暴言を吐いたり、暴力をふるう仕草をしたりと、いつもと違うAさんの様子がみられるようになりました。スタッフは便秘によるBPSDかと思いましたが、Aさんが手を前に出したときに震えを観察したので、肝臓疾患を考慮して、念のために受診することにしました。その結果、肝性脳症だということがわかり、入院することになりました。

　肝臓の病気を持っている方の場合、排便は重要です。便秘により血液中のアンモニアが増えることで肝性脳症になる可能性があるからです。このとき、スタッフが肝臓疾患のあるAさんの症状（精神神経症状（暴力・暴言）、手の振るえ（羽ばたき振戦））と便秘の関係、さらに起こりうる病状を理解していたため対応ができたのでした。

　早めに入院したAさんは事なきを得て無事に退院し、グループホームでの暮らしを続けています。

主な医薬品（便秘）

1 塩類下剤

主な商品名	一般名	効能	副作用
●酸化マグネシウム ●マグミット	●酸化マグネシウム	固くなった便に水分を増やして排便させます。	吐き気、立ちくらみ、体がだるい、下痢、腹痛など

2 大腸刺激性下剤

主な商品名	一般名	効能	副作用
●ラキソベロン ●テレミンソフト ●プルゼニド ●アローゼン	●ピコスルファートナトリウム水和物 ●ビサコジル ●センノシド ●センナ	腸管を刺激して、腸の弱った運動を活発にさせて便意を起こさせます。	腹痛、腹鳴、悪心など

3 上皮機能変容薬

主な商品名	一般名	効能	副作用
●アミティーザ	●ルビプロストン	小腸の粘膜の細胞を刺激することで水分を引き出し、腸内の便を柔らかくします。	激しい下痢など

4 新しいタイプの下剤

主な商品名	一般名	効能	副作用
●グーフィス ●モビコール	●エロビキシバット水和物 ●マクロゴール4000	大腸内の水分を増やし、大腸の動きも良くします。	腹痛、下痢など

5 浣腸剤

主な商品名	一般名	効能	副作用
●グリセリン浣腸 ●ケンエーG浣腸	●グリセリン	肛門から注入し、直腸粘膜に物理的、化学的に刺激を与え、腸の蠕動運動を亢進させて排便を促します。	腹痛、下痢など

8 慢性閉塞性肺疾患 (COPD)

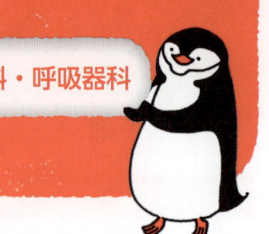

内科・呼吸器科

1 どんな病気？

　従来は、慢性気管支炎や肺気腫と呼ばれていた病気は英語表示の頭文字をとってＣＯＰＤ（シーオービーディー）（慢性：Chronic、閉塞性：Obstructive、肺：Pulmonary、疾患：Disease）と呼ばれるようになりました。

　この病気の原因の90％以上が喫煙です。タバコの有害物質が肺の中に入り、細い気管支に炎症を起こし、咳や痰が多くなり、そのために気管支の内側が狭くなり呼吸がしにくくなります。そして、有害物質が肺胞まで及んで炎症を起こすと肺胞の壁が壊れて古いゴム風船のように弾力がなくなり、呼吸がしにくくなります。その結果、少し坂を歩くだけでも息切れを起こすようになります。

　COPDは年々増えていて、死亡率も高く、日本人男性の死亡原因の８位です（平成29年人口動態統計）。患者の大半は男性で、これは喫煙と関係していると言われています。COPDの早期発見のチェック項目は次頁（よく現れる初期症状）の通りです。心当たりがあれば、医療機関を受診します。

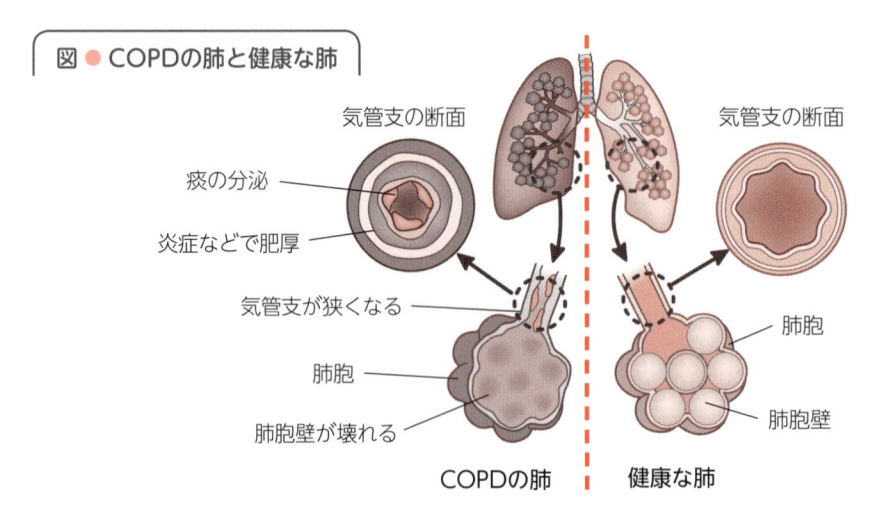

図 ● COPDの肺と健康な肺

気管支の断面
痰の分泌
炎症などで肥厚
気管支が狭くなる
肺胞
肺胞壁が壊れる
COPDの肺

気管支の断面
肺胞
肺胞壁
健康な肺

2 症状

COPDになると、肺胞と末梢気道が炎症を起こし、肺にたまった空気を吐きだしにくくなり、さらにそれによって、肺の中に空気がたまり息を吸い込むことが難しくなります。

咳、痰（主に無色）、労作時の呼吸困難（息切れ）が3大症状です。また、風邪が引き金となり、咳や痰が急に増え、呼吸困難になり急性増悪に至ることがあります。

> **よく現れる初期症状**
> ① 息切れが増えた。
> ② 咳がよくでる。
> ③ 痰が消えない。
> ④ すぐに風邪をひく。
> ⑤ 少し動いただけで、動悸がする。

3 観察とケアのポイント

観察のポイントは、咳や痰、呼吸困難の症状はもちろんですが、呼吸の仕方でCOPDの予測がつきます。口をすぼめて頬を少し膨らませたように息を吐いている呼吸をしている方はCOPDかもしれません。口をすぼめることで肺の中の空気を吐きやすくしているのです。さらに胸郭の形も変わってきます。空気が肺の中にたまるために胸郭の形がビヤ樽状に変形していきますので、胸の形を見ればCOPDの可能性があることがわかります。

COPDの方には在宅酸素療法（HOT）（74ページ）をしている方がいます。この場合は、酸素を適切に使用しているかどうか、火器の取り扱いやフィルターの掃除管理等、環境も観察する必要があります。さらに感染症の症状や栄養状態、運動状態、痰の性状や量の増加、酸素飽和度、発熱などのバイタルサインも重要な観察ポイントです。

特に感染症の症状があり、呼吸困難を訴える方は注意が必要です。息苦しいために、本人や家族の判断で酸素の流量を勝手に増やすことは大変危険です。CO_2ナルコーシス（74ページ）になり意識障害などを起こしますので、必ず受診し、医師の指示に従うようにします。

観察ポイント

身体的側面 ▶ 咳や痰の量や性状・呼吸の仕方・息切れ・胸郭の形や可動性・体動時の症状悪化・呼吸困難・酸素流量と意識レベル変化・発熱や酸素飽和度ほかのバイタルサインの変化・体重減少・食事や水分の量の増減と内容・睡眠状態・内服状況など

精神的側面 ▶ 不安・抑うつ・興奮・怒り・恐怖・悲しみ・ストレスなど

社会的側面 ▶ 対人関係・家庭環境・経済的問題・HOTの環境・禁煙の徹底など

ケアのポイント

1 日常生活の自己管理（病気の理解）
禁煙の徹底、バランスの良い食事と十分な栄養と水分摂取、前かがみになると呼吸が苦しいためいすに腰かけて着替えるなどの日常生活動作の工夫、半身浴など入浴時の負担軽減、感染症予防（手洗いやうがい、インフルエンザワクチン接種など）

2 運動療法（呼吸リハビリ）
散歩などの有酸素運動、口すぼめ呼吸や腹式呼吸、排痰法、呼吸時に使う筋肉ストレッチ、胸郭可動訓練、リラクゼーションなど（理学療法士・作業療法士・看護師などの指導・連携）

3 HOT管理
指示通りの酸素流量や吸入時間、緊急時連絡および対処法の確認・徹底、定期的受診と検査、火気厳禁、機器の適切な手入れ、自己判断での勝手な流量増加防止、災害時の対応の確認など

豆知識　**在宅酸素療法（HOT）**

　　呼吸不全やCOPDなどが原因で肺の機能が低下し、体に必要な酸素を取り込めないときに、自宅で酸素吸入器を利用して酸素を供給する治療です。

CO_2ナルコーシス

　　呼吸抑制の結果の高二酸化炭素血症によって生じた中枢神経障害で、呼吸不全の方に必要以上の酸素投与が行われたときなどに起こります。

4 予防と治療

　医療機関では、スパイロメーターで呼吸機能を検査します。「1秒率」とは一気に吐き出したときの肺活量に対して、最初の1秒間に吐き出せる量の割合です。この「1秒率」が70％未満であればCOPDの可能性が高いことになります。

　予防も治療も、第1に禁煙です。炎症で壊れた肺胞は元に戻りませんが、肺胞の破壊の進行を遅らせるためです。

　呼吸リハビリ（口をすぼめてゆっくり息を吐く）により、肺の働きを維持します。

　肺の機能が悪化して、自分では酸素を十分に取り込めない場合は、医師に相談します。医師が必要と認めれば、HOTの使用を考えます。HOTの機器は、病院と業者が契約を結び、医師の在宅酸素指示書に基づいて、業者から患者に提供されます。

5 よく使われる薬と服薬時の注意点

　薬物療法は、COPDの症状を緩和するため、気管支拡張薬、去痰薬を使用します。COPDでは骨折を併発している人が多くいます。その理由として、酸素が十分に体内に行き渡らないため、やせやすく、運動量も減りがちになり、その影響で骨がもろくなると考えられます。そのため、ビタミンDやカルシウムなどの栄養摂取も心がけます。

主な医薬品（慢性閉塞性肺疾患・COPD）

1 ● 気管支拡張薬（経口薬）

主な商品名	一般名	効能	副作用
β₂刺激薬 ●メプチン ●ホクナリン	●プロカテロール塩酸塩水和物 ●ツロブテロール	β₂刺激作用があります。 テープ剤もあります。	動悸、ふるえ、頭痛など上記に加えかぶれなど
テオフィリン薬 ●テオドール ●ユニフィルLA	●テオフィリン徐放剤	気管支拡張作用があります。	動悸、吐き気など

2 ● 気管支拡張薬（吸入薬）

単 剤

主な商品名	一般名	効能	副作用
抗コリン薬 ●スピリーバ ●シーブリ	●チオトロピウム臭化物水和物 ●グリコピロニウム臭化物	気管支拡張作用があります。	口渇、便秘、排尿困難など 緑内障には禁忌
β₂刺激薬 ●セレベント ●オンブレス	●サルメテロールキシナホ酸塩 ●インダカテロールマレイン酸塩	気管支拡張作用があります。	動悸、ふるえなど

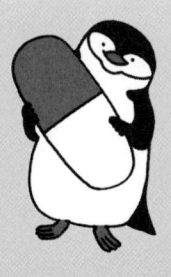

配合剤

主な商品名	一般名	効能	副作用
抗コリン薬・β_2刺激薬配合剤		気管支拡張作用があります。	単剤に準じる
● スピオルト	● チオトロピウム臭化物水和物・オロダテロール塩酸塩配合		
● アノーロ	● ウメクリジニウム臭化物・ビランテロールトリフェニル酢酸塩配合		
● ウルティブロ	● グリコピロニウム臭化物・インダカテロールマレイン酸塩配合		
吸入ステロイド・β_2刺激薬配合剤		気管支拡張作用と抗炎症作用があります。	単剤に準じる。呼吸器感染など
● アドエア	● サルメテロールキシナホ酸塩・フルチカゾンプロピオン酸エステル配合		
● シムビコート	● ブデソニド・ホルモテロールフマル酸塩水和物配合		
● レルベア	● フルチカゾンフランカルボン酸エステル・ビランテロールトリフェニル酢酸塩配合		
吸入ステロイド・β_2刺激薬・抗コリン薬配合剤		気管支拡張作用と抗炎症作用があります。	単剤に準じる。呼吸器感染など
● テリルジー	● フルチカゾンフランカルボン酸エステル・ウメクリジニウム臭化物・ビランテロールトリフェニル酢酸塩配合		

3 ● 去痰薬

主な商品名	一般名	効能	副作用
● ムコダイン ● ムコソルバン	● カルボシステイン ● アンブロキソール塩酸塩	痰の粘り気をサラサラにして分泌を促進し、排出を助けます。	食欲不振、発疹など

6 かかわりの好事例

　Aさんは、2ℓ／分の在宅酸素をしているCOPDの方です。無気力で会話も無く、食事量も水分量も減り、ただ布団に寝ているだけの毎日でした。

　その頃のAさんの食事量は、1日トータルでも、飯茶碗1/3ほどの極わずかで、水分も300mℓ／日くらいでした。やっとトイレまで歩いていましたが、このままだと命の危険もあると考えて、訪問介護と訪問看護、訪問リハビリで身体的なケアが始まりました。

　看護師は栄養状態の改善のために栄養剤を医師に処方してもらい、さらに効率よく栄養を代謝できるようにビタミンを摂ることを勧め、濃縮された野菜ジュースを一緒に飲んでいただきました。すると、Aさんの栄養状態は徐々に改善され、自分から動こうとするようになり、それが生活リハビリとなって、全身状態は改善していきました。併せて呼吸リハビリと下肢筋力アップのためのリハビリを重ねていくうちに、入浴も介助で入れるようになっていきました。しかし、なぜか酸素飽和度は上がりません。看護師もその理由がわかりませんでした。

　ヘルパーには気になることがありました。Aさんは鼻声なのです。「元々ですよ」と家族は言いますが、口呼吸しているように感じます。そこで、Aさんの鼻の中を見せていただくと大きな鼻汁の塊が奥まで詰まっていたのです。これでは、いくら酸素をやっていても効果は無く、口呼吸になるはずです。もともと、後鼻漏（鼻水が喉の奥に流れている症状）があったそうですが、酸素によって鼻汁は乾燥し、どんどん大きな塊になって鼻腔を塞いでいたのでした。この鼻汁の塊を取ることにより酸素飽和度は上がっていき、安定した飽和度を保つようになりました。Aさんは1人で入浴できるようになり、庭に出るほど元気になっていきました。

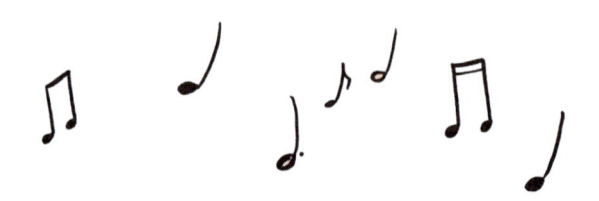

9 誤嚥性肺炎

ご えん

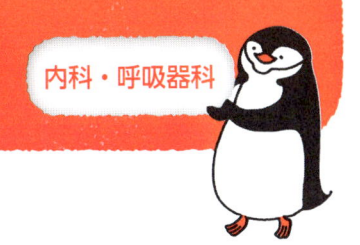

内科・呼吸器科

1 どんな病気？

　加齢とともに、ものを飲み込む力が弱まると、食道を通るはずの食べ物などが誤って気道に入り、肺に到達し、炎症を起こすことがあります。これを誤嚥性肺炎といいます（図）。

図 ● 誤嚥性肺炎の仕組み

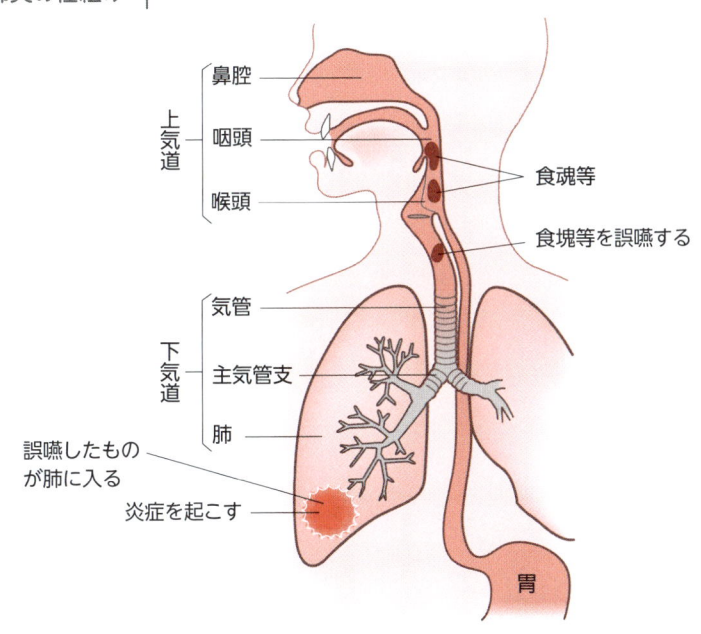

- 鼻腔
- 咽頭
- 喉頭
- 上気道
- 食魂等
- 食塊等を誤嚥する
- 気管
- 主気管支
- 肺
- 下気道
- 誤嚥したものが肺に入る
- 炎症を起こす
- 胃

　加齢や脳血管障害などでのどや舌の筋肉が衰え、さらに喉頭蓋という気管の入口のフタの閉まりが悪くなると、誤嚥しやすくなります。また、口腔内には、肺炎の原因となる雑菌が潜伏していて、食べ物と一緒に肺まで入ると肺炎を起こします。

　わが国では、肺炎は死因の第5位（平成29年人口動態統計）と多いのですが、高齢者の肺炎の多くは誤嚥性肺炎です。誤嚥性肺炎は日常の介護で、予防や再発、重症化が防げることも多く、医療機関との連携も大切です。

2 症状

　誤嚥性肺炎の症状は、一般の肺炎と同じです。主な症状としては、発熱、咳、痰、膿のような痰、胸の痛みなどがみられます。しかし、高齢者の肺炎の場合は、目立った熱が出なかったり、咳や痰が少ない場合もあり風邪と間違われたり、見逃されやすいので注意が必要です。

　重症になると、呼吸機能が低下し、呼吸が浅く速くなって、息苦しくなります。また、筋肉痛や全身のだるさなどの症状も現れます。

3 観察とケアのポイント

　誤嚥性肺炎は、嚥下機能の低下と口腔内の細菌の増殖によって発症します。肺炎＝発熱と考えがちですが、高齢者の方は発熱しない場合もあります。たとえ発熱や本人からの訴えがなくても、いつもとは違う痰がみられた場合、肺炎を起こしているかもと疑ってみることが重要です。なんとなく元気がなく、体重が減ってきている場合も要注意です。

　誤嚥の前状態として「口の中に食事をため込み、嚥下に時間がかかるようになった」「口の中が汚い」などの症状がみられたら、その状態がどのくらい続いているか、口腔ケアはどうしているかなどを十分観察し、誤嚥性肺炎の早期発見に努めます。

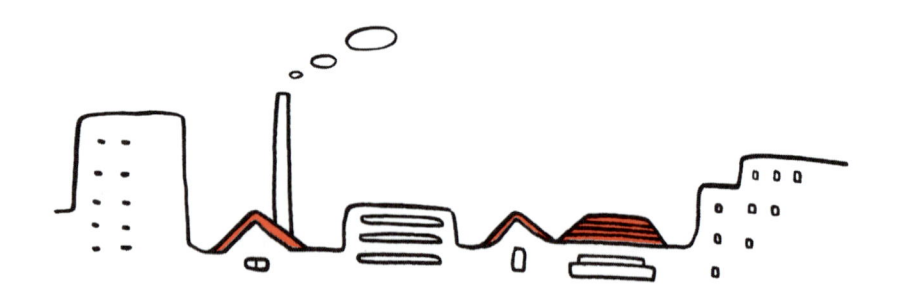

 **観察ポイント**

身体的側面 ▶ 微熱や高熱、体重が減少している・夜間にせき込むことがある・脱水傾向がある・痰がらみの咳が続いている・汚い色の痰が出ている・声がかすれてきた・口呼吸していて口臭もある・食欲低下と食事量の減少・食事時間がかかる・口腔内にいつまでも食物が残っている・食事中に眠ってしまう・むせこみや嚥下困難がある・失禁・倦怠感・呼吸状態の変化・SPO_2の低下・胸痛・運動やADLの低下など

精神的側面 ▶ 活気がなく、ぼーっとしている・表情が乏しく問いかけに対する返答も少ない・無気力・不穏症状など

社会的側面 ▶ 閉じこもり・対人関係の変化・食事環境（介助方法・時間・介助者・食事内容や量・形態）など

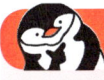 **ケアのポイント**

1 症状に合わせた食事環境の整備と心身の準備
食事形態の工夫（柔菜・刻み・おかゆ・トロミ材使用など）
適切な介助方法（嚥下しやすい姿勢・時間・覚醒状態の確認・健側からの介助など）
環境（食事に集中できる環境・嚥下確認後に話しかけるタイミング・食欲をそそる盛り付け・緊急時の対応の確認など）

2 口腔ケアや口腔リハビリ
食事前後の口腔内観察と清潔ケア、特にイブニングケアの徹底、義歯や残歯、かみ合わせなどのチェックと対応など
口腔リハビリ（アイスマッサージ・リラクゼーション・発声練習・歌など）

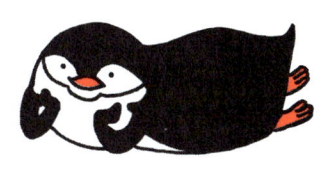

4 予防と治療

　高齢者はのどの機能が低下しているため、咳や痰がでないことも多く、周囲が発症に気づかず重症化してしまうケースがよく見られます。なんとなく元気がない、食欲がないなど、いつもと違ったサインがあれば肺炎の可能性も疑いましょう。

　飲み込む力が弱いのを放置すると、再発する恐れがあります。そのため、のどや舌の筋肉を鍛えるリハビリが大切です。発声練習、カラオケやおしゃべりなども効果があります。

　誤嚥性肺炎の発症の原因である口腔内の雑菌を減らすことが大切なので、口腔ケアを心がけましょう。特に夜寝る前の歯磨きを徹底します。歯間ブラシで歯間にたまりやすい汚れも取り、入れ歯も清潔に保ちましょう。

図 ● 誤嚥性肺炎の原因と予防

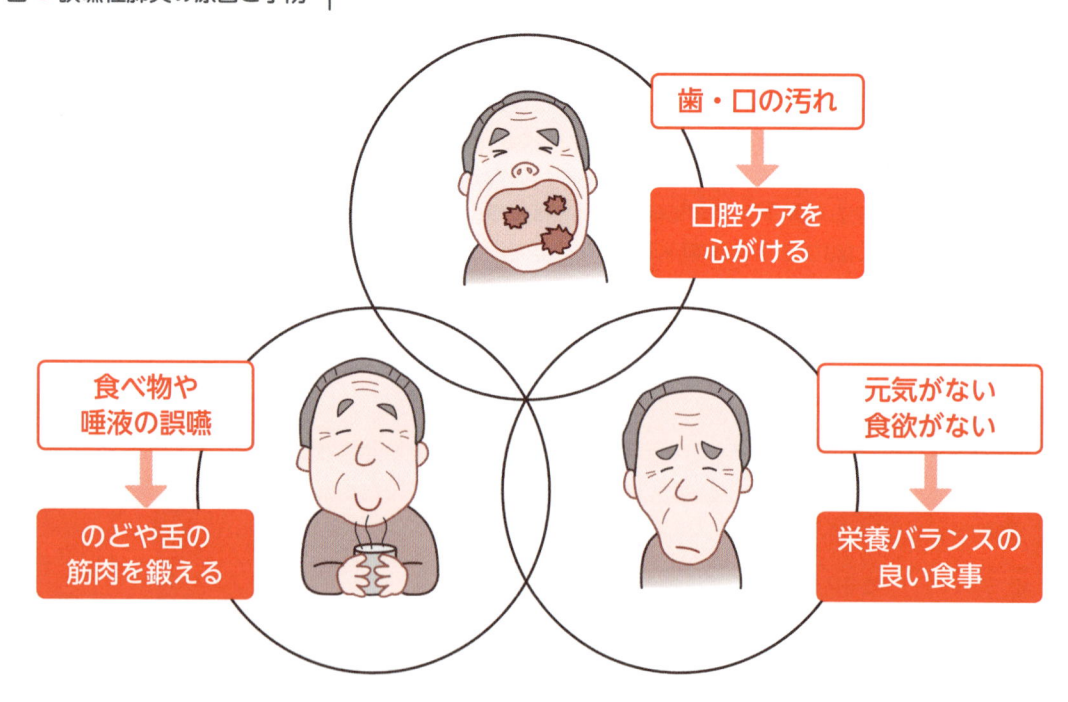

歯・口の汚れ → 口腔ケアを心がける

食べ物や唾液の誤嚥 → のどや舌の筋肉を鍛える

元気がない食欲がない → 栄養バランスの良い食事

5 よく使われる薬と服薬時の注意点

　抗菌薬が中心となります。原因となる菌に感受性のある抗菌薬を用います。そのため、痰を調べて原因となっている細菌を確定することもあります。また、乾いた激しい咳を止めたり、粘り気のある痰をサラサラにして分泌を促進して排出しやすくするため鎮咳薬や去痰薬が用いられます。早めの治療が大切です。

　抗菌薬は指示どおり（服用量、服用回数）飲み、菌を完全に殺すことが大切です。症状が回復しても、自己判断で勝手にやめたりせずに指示の日まできちんと服用します。

　抗菌薬の効果がみられない場合は、すぐに再受診し、服薬の状況、本人の容態を正確に医師に伝えるようにします。経口抗菌薬で改善がみられなかったり、高熱や頻繁な痰がらみがある場合は入院が必要です。

6 かかわりの好事例

　Aさんは脳出血を起こして入院となり、自分の意思表示が難しい状態となりました。入院中は誤嚥性肺炎を繰り返したため、胃瘻を増設し、排尿も膀胱留置カテーテルが挿入されました。

　症状が安定したので自宅に戻ることになり、訪問介護と訪問看護を利用して、娘さんが主介護者になりケアをすることになりました。Aさんは自分で痰を出すことができないため、娘さんと看護師により吸引をしています。ヘルパーは日中の排泄と清潔のケアで訪問していますが、特に口腔ケアを心がけるようにしました。娘さんにも、口から食事を摂っていなくても、夜間の唾液の誤嚥で誤嚥性肺炎になることを伝え、就寝前には口腔ケアをきちんと行うように指導しました。その結果、退院当初は誤嚥性肺炎で入退院を繰り返すのではないかと心配されましたが、これまで1度もその徴候はありません。

主な医薬品（誤嚥性肺炎）

1 ● 抗菌薬

主な商品名	一般名	効能	副作用
ペニシリン系 ● パセトシン ● ユナシン ● オーグメンチン	● アモキシシリン水和物 ● スルタミシリントシル酸塩水和物 ● アモキシシリン水和物・クラブラン酸カリウム配合	抗菌作用が広く使いやすい薬です。	ショック、アナフラキシー、発疹など
セフェム系 ● セフゾン ● フロモックス ● セフテム	● セフジニル ● セフカペン ピボキシル塩酸塩水和物 ● セフチブテン水和物	上食道炎に使われる場合が多くあります。	吐き気、下痢、食欲不振、血圧低下など
ニューキノロン系 ● クラビット ● ジェニナック ● アベロックス ● グレースビット	● レボフロキサシン水和物 ● メシル酸ガレノキサシン水和物 ● モキシフロキサシン塩酸塩 ● シタフロキサシン水和物	肺炎球菌など呼吸器感染症に有効で、作用が強力です。	吐き気、下痢、食欲不振など

2 ● 去痰薬

主な商品名	一般名	効能	副作用
● ムコソルバン ● ビソルボン ● クリアナール ● ムコダイン	● アンブロキソール塩酸塩 ● ブロムヘキシン塩酸塩 ● フドステイン ● カルボシステイン	痰の粘り気をサラサラにして分泌を促進し、排出しやすくします。	発疹、悪心、食欲不振など

3 ● 鎮咳薬

主な商品名	一般名	効能	副作用
● アストミン ● アスベリン ● メジコン ● コデインリン酸塩	● ジメモルファンリン酸塩 ● チペピジンヒベンズ酸塩 ● デキストロメトルファン臭化水素酸塩水和物 ● コデインリン酸塩水和物	肺炎の乾いた激しい咳を止めます。	便秘、眠気、めまいなど

10 糖尿病

1 どんな病気？

　通常は、血液中の糖分（血糖）が高くなると、すい臓から分泌されるインスリンというホルモンが肝臓や細胞に送り込まれて糖分の濃度はほぼ一定に保たれます。しかし、インスリンが不足したり、働きが不十分だと、血液中の糖分が増えたままになってしまいます。糖尿病はこの状態が持続する病気です。

　糖尿病には２つのタイプがあります。１つはインスリンの分泌量が絶対的に不足するⅠ型糖尿病で子どもや若い人に多く見られます。

　もう１つは、糖尿病全体の９割以上を占めるⅡ型糖尿病です。食べ過ぎ、運動不足などによる肥満が主な原因で、ほとんどが中年以降に発病します。

　糖尿病はいわば全身を砂糖漬けにしている状態で網膜症、腎症、神経障害、動脈硬化、認知症などの重大な合併症や余病を引き起こします。特に動脈硬化が進行し、心臓病や脳卒中を引き起こしやすくなります。さらに脂質異常症や高血圧の合併が高率で見られます。

2 症状

　高血糖になると、体がだるい、のどがかわく（水を大量に飲むので尿がたくさん出る）、食べているのにやせるなどさまざまな症状が現れます。さらに病気が進行した危険信号は脚がむくむ、視力障害が現れる、手足がしびれるなどがあります。

　自覚症状が無いからと言って安心ではなく、見えないところで糖尿病が進行していて、気がついたら合併症のために日常生活に支障をきたしていることもよくあります。しかし、血糖コントロールがきちんとできれば合併症を予防することも可能です。食事療法・運動療法をきちんと行うことが重要となります。

　また、治療中に注意したいことは低血糖です。糖尿病治療薬を飲みすぎたり、食事を抜いたのに、薬を飲んでしまって血糖が下がり過ぎたときなどに起こります。低血糖への対策

として、すぐに糖分を補給できるように常にスティックシュガー（ブドウ糖・砂糖）などを持ち、症状が出たら慌てずに対応しましょう。昏睡になったらブドウ糖も摂れないので低血糖は特に気をつける必要があります。

　アルコールは肝臓の働きを抑えるので、肝臓からのぶどう糖の新生が弱められるため、血糖降下剤を飲んだりインスリン治療をしている方の飲酒は、低血糖を起こしやすいので要注意です。

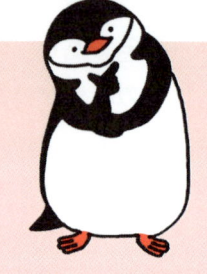

> **血糖に関する症状**
>
> **高血糖**
> - **血糖が高いときの症状**
>   のどが乾く（水をたくさん飲む→尿がたくさん出る）
> - **さらに高血糖が続くときの症状**
>   全身倦怠感、消化器症状（悪心・嘔吐・下痢・腹痛）、高血糖昏睡
>
> **低血糖**
> - **インスリンの治療をしているとき**
>   強い空腹感・冷や汗・手足の震え・眠気・吐き気・動悸・頭痛

3　観察とケアのポイント

　糖尿病は合併症によって神経・目・腎臓にさまざまな障害を引き起こしますので、自己管理が重要になります。代表的な3大合併症として、糖尿病性神経障害、糖尿病性網膜症、糖尿病性腎症があります。ケアのポイントは食事、運動、薬物療法が適切に行われるように支援することです。

糖尿病性神経障害

　糖尿病性神経障害は、高血糖が長く続くことにより、手足の神経に異常をきたし、感覚異常が現れます。症状は足先や足裏・手の指先に左右対称にしびれや痛みが出るのが特徴です。さらに進むと知覚が鈍くなり、足が傷ついても痛みの自覚が少なくなります。また、足の血管が狭くなっていることで、重症化しやすく、皮膚潰瘍や場合によっては壊死して切断しなければならない場合もあります。したがって、足の観察と深爪をしない、傷を作らないなどフットケアが重要になります。

　自律神経障害としては、下痢や便秘、起立性低血圧（起き上がり時の立ちくらみ）、不整脈（動悸等）があります。

糖尿病性網膜症

　高血糖が続くことで網膜の細い血管に異常を生じ、進行すると失明にいたる怖い合併症です。自覚症状はあまりないため、定期的に眼底検査などを行うことが重要です。

糖尿病性腎症

　高血糖が続くことにより、腎臓の細い血管に異常を生じ腎臓の機能が失われ、最終的には人工透析を要することになります。自覚症状はほとんどありませんので、定期的に血液検査などで腎機能を調べる必要があります。

 **観察ポイント**

身体的側面 ▶ 口喝・多飲・多尿・倦怠感・意識状態・食欲・食事量・体重変化・運動量・視力障害・足の観察（傷・爪周囲の発赤や痛み・足のつりなど）・服薬やインスリン注射などの作用・副作用・低血糖症状の有無など

精神的側面 ▶ 抑うつ・焦燥感・あきらめ・怒り・孤独感・ストレス・不安など

社会的側面 ▶ 食事環境・対人関係・経済的問題・介護環境など

4　予防と治療

治療は食事療法と運動療法が基本です。これらの療法で効果が不十分な場合は、薬物療法を行います。

食事療法

糖尿病で一番大切な食事療法の３原則は、①必要なエネルギーを過不足なく摂ること、②各栄養素をバランスよく食べること、③定時（30分程度のずれは可）に食べることです。特にⅡ型糖尿病の確実な要因は肥満です。痩せることは治療の要です。楽しいおやつの時間に糖尿病の人だけ甘いものを制限するのはつらいことです。ローカロリーのお菓子に代えたり、夕食の量や盛り付けを工夫して、本人の気持ちに配慮しましょう。また、タバコやアルコールは禁止または減量します。

運動療法

運動は筋肉内の糖質がインスリンを使わずにエネルギーとして利用され、余分なインスリンを使わなくて済むメリットがあります。また、運動による血流増加により、ブドウ糖が細胞の中にとり込まれやすくなり、筋肉が増えることもインスリンの節約につながります。医師に運動量について指導してもらい、楽しみながら、無理なく継続できるものに取り組むようにします。

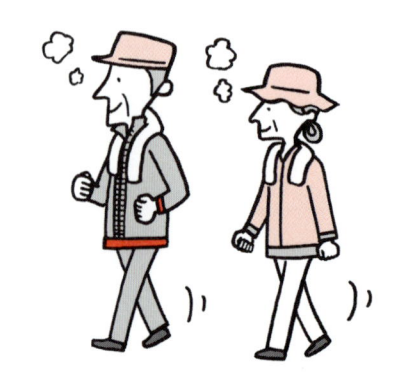

5 よく使われる薬と服薬時の注意点

糖尿病の薬は経口血糖降下薬とインスリン製剤（注射）

　糖尿病の治療薬は、主として経口血糖降下薬とインスリン製剤（注射）です。経口血糖降下薬には、インスリンの分泌を促す薬、食後の血糖値のピークを抑える薬、インスリンの効きをよくする薬の3つのタイプがあります。

　通常は、経口血糖降下薬を使い、それで効果が不十分な場合は、服用量を増やしたり、種類を変えたりします。それでも効果がみられない場合はインスリン製剤（注射）になります。

　インスリン製剤には早く効果が現れる速効型、効果が持続する持続型、その中間の中間型、そして即効型と中間型を合わせた混合型があり、血糖値が内服薬だけでコントロールが望めない場合に使われます。なお、医師、栄養士などから指導された食事療法や運動療法を守らなければ、薬物療法を並行してもよい効果は期待できません。

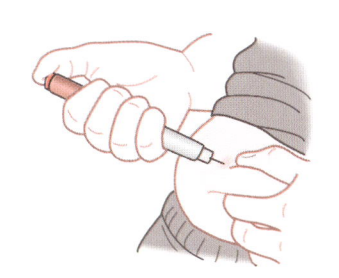

低血糖に注意する

　前出のとおり、糖尿病治療薬を服薬しているときは、低血糖に注意します。低血糖時の症状を把握するとともに、飲んでいる薬の使い方、副作用、対応法を日頃から知っておくことが大切です。

> **豆知識** **シックデイ**
>
> 　糖尿病の方が風邪や嘔吐などで食事が摂れないときをシックデイ（SICK DAY）と呼びます。糖尿病の方は体調不良により血糖が上がったり、食事をしないで血糖を下げる薬を飲んで低血糖になったりすることがあるので、そのようなときは薬の調整が必要です。あらかじめ決めてあるルールを確認するか、主治医に連絡して指示を仰ぐようにしてください。

主な医薬品（糖尿病）

1 ● 血糖降下薬（経口薬）

主な商品名	一般名	効 能	副作用
● ダオニール ● アマリール	● グリベンクラミド ● グリメピリド	インスリンの分泌を促進します。	低血糖、体重増加など
● スターシス ● グルファスト	● ナテグリニド ● ミチグリニドカルシウム水和物		低血糖など
● ジャヌビア ● テネリア	● シタグリプチンリン塩酸水和物 ● テネリグリプチン臭化水素酸塩水和物		低血糖、便秘など
● グルコバイ ● ベイスン ● セイブル	● アカルボース ● ボグリボース ● ミグリトース	食後の血糖値のピークを抑えます。	下痢、放屁など
● スーグラ ● デベルザ	● イプラグリフロジンL-プロリン ● トホグリフロジン水和物	腎臓において、血液から尿への糖の排出を促進します。	脱水、尿路感染など
● アクトス	● ピオグリタゾン塩酸塩	インスリンの働きをよくします。	むくみ、体重増加など
● メトグルコ	● メトホルミン塩酸塩	インスリンの効果をよくし、肝臓での糖放出を抑えます。	食欲不振、下痢など

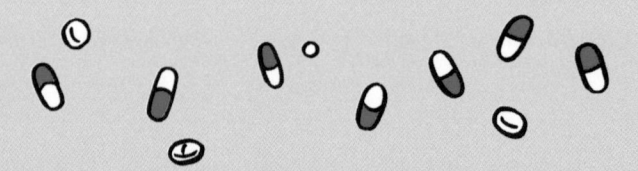

2 ● インスリン製剤 (注射薬)

主な商品名	一般名	効　能	副作用
●ヒューマリンR	●インスリンヒト	速効型。効果の発現まで30分要し、5〜8時間持続します。	低血糖、浮腫、注射部位の発赤など
●レベミル ●ランタス	●インスリンデテミル ●インスリングラルギン	特効型溶解。24時間安定した血中濃度を保持します。	
●ヒューマリンN	●ヒトイソフェンインスリン水性懸濁	中間型。1日1〜2回の投与で24時間持続します。	
●ノボラピッド30ミックス	●インスリンアスパルト二相性製剤	混合型。2〜4時間作用が持続します。	

3 ● GLP−1受容体作動薬 (注射薬)

主な商品名	一般名	効　能	副作用
●トルリシティ	デュラグルチド	インスリンの分泌を促進します。	便通異常など

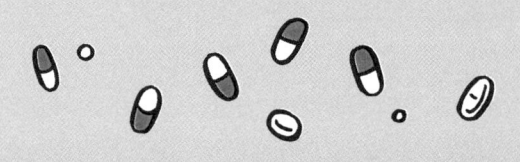
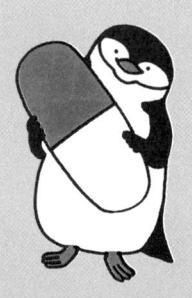

6 かかわりの好事例

　Aさんは、66歳の主婦で夫と二人暮らしです。糖尿病で医師からは、食事療法と運動療法を指示されていますが、パーキンソン病もあり思うように身体が動かないことから運動習慣がありません。さらに食事は夫が作っていて、まったくカロリーやバランスを気にせず、好きな物を好きなだけ食べており高血糖が続いていました。訪問看護師は、食事療法や運動療法を勧めましたが、Aさんも夫も本気で聞き入れてくれませんでした。必然的に血糖降下剤の内服が開始されました。

　ヘルパーが入浴介助で訪問しますが、気になることがありました。Aさんは高血糖の症状はありませんが、ベッドから起き上がったり、立ち上がるときに「ふわふわして眼が回るみたいで具合が悪い」と言うのです。ヘルパーは自律神経障害があるのではないかと思い、訪問看護師へ情報を伝えました。

　訪問看護師はAさんと夫に、糖尿病の今の状態をどのように考えているのかを聞きました。2人は高血糖が続いた結果どうなるかは理解していましたが、知覚障害も無いし、まだ大丈夫と考えていました。そこで看護師は2人に対して振動覚検査を行いました。夫が感じた振動覚をAさんは感じなかったことから知覚障害あること、起立時の立ちくらみも糖尿病からくる自律神経障害の可能性があることを説明しました。2人は今の状況を理解し、食事や運動に気をつけるようになりました。

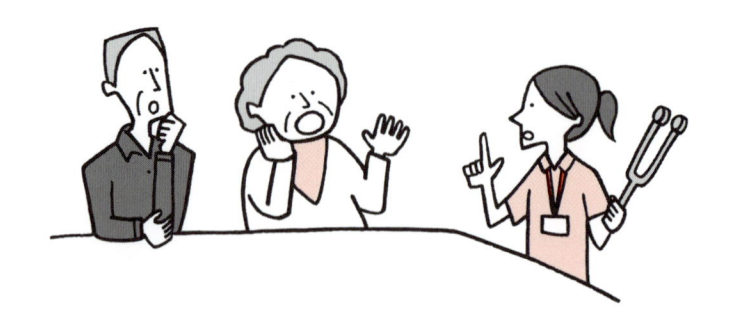

11 脱水症

1 どんな病気？

　脱水症は体内の水分と塩分（ナトリウムやカリウムなどの電解質）が不足した状態です。高齢者の場合は、夏はもちろん冬でも脱水症になりやすいので注意します。

　体内の水分は主に筋肉に蓄えられますが、加齢に伴い筋肉は減少します。若い頃に比べると、体内の水分量は約10%少ない、50%になると言われています。高齢者は体内の水分の貯蓄で余裕がないので脱水症になりやすいのです。トイレへ行く回数を減らそうとして水分を控える、加齢によりのどの渇きが感じにくくなる、腎機能が衰える、食事量が減る、摂食嚥下障害、運動機能低下により水分補給がしにくくなる、利尿作用のある薬を内服していることなどにより脱水症になりやすくなります。

　また、認知症の方は脳の機能低下で暑さを感じにくくなり、室内環境を自分で整えることができなかったり、着衣失行があるため、さらに脱水症を悪化させてしまう危険性があります。

ワンポイント

　高齢者は日頃から脱水気味です。下痢や嘔吐、発熱や発汗などがそれに加われば、すぐに脱水症になるリスクがあるので気をつけておきます。

　水分は汗や尿以外に、皮膚からの発散や呼吸によっても失われています。その量は1日で約1リットル。無意識のうちに体内の水分がジワジワと失われる結果、血液が濃く、ドロドロの状態になり、脳梗塞や心筋梗塞などを引き起こす原因にもなります。

　水分の補給は、コップ1杯程度（150㎖）の水をバランスよく飲む習慣をつけます。起床時、朝食時、10時、昼食時、15時、夕食時、入浴時、就寝時など適宜水分をとる習慣をつけます。コップ1杯であればトイレが近くなることも少なくてすみます。

　冬場の室内の乾燥対策には、加湿器を使ったり、洗濯物を室内に干したり、観葉植物を置いたりして工夫します。

2 症状

　初期の段階で、脱水症状のサインを見逃さないように気をつけます。いつものような元気がない、食欲がない、ふらつく、発熱などの症状があります。本人の訴えでは、頭が痛い、吐き気がある、疲れる、体調が悪いなどがあります。重度になると、けいれん、めまい、せん妄、意識の障害などが生じます。

3 観察とケアのポイント

　一般的に、高齢者は脱水になっても自分で気づかないことが多いため、周囲の人が気づき適切な対応をすることが大切です。特に皮膚の乾燥やなんとなく元気がないなどの軽度の段階で気づき対応することが重要です。

 **観察ポイント**

身体的側面 ▶ **軽度**：体重変化・口喝・発熱・倦怠感・食欲不振・めまい・下痢・手足の冷感・頻脈や微弱脈拍・皮膚や唇の乾燥（カサカサしている）・口腔内の乾燥（舌の潤いがなく、ひび割れたような状態）・わきの下の乾燥（サラサラしている）・意識レベル低下（ボーっとしていて元気がない）
　　　　　　　　中度：暑い環境でも汗をかかない・排尿回数の減少・尿量減少（尿の色が濃い）・頭痛・吐き気・嘔吐
　　　　　　　　重度：けいれん・意識消失
　　　　　　　　その他：降圧剤などの服薬の有無・糖尿病や認知症など

精神的側面 ▶ 無気力・無関心・抑うつなど

社会的側面 ▶ 生活環境（温度・湿度・風通しなど）・食事環境（食事量や飲水量の変化）・独居・エアコンの有無・介護環境など

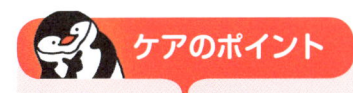
ケアのポイント

1 水分補給（1回につきコップ1杯程度を1日に何回か飲む。1日1ℓ以上）
2 環境整備（暑さ、寒さに合わせた服や温度・湿度調整）
3 状況に合わせて、スポーツドリンク（ナトリウム補給）や経口補水液（ゼリータイプも有効）などを摂取する
4 認知症で口渇を感じない場合など、その方の症状に合わせた水分摂取の工夫をする
5 降圧薬や利尿薬が処方されていたり、糖尿病で多飲・多尿の場合などは、特に医療職と情報を共有する
6 寝たきりの方は寝具をこまめに調整する。布団のかけすぎに注意し、熱がこもらないようにする。

4 予防と治療

予防には水分と適度な塩分を摂ることが大切です。前記の通り、高齢者は脱水症になりやすい状態のため、介護職の方は本人からの訴えがなくても、水分補給を促すようにします。

脱水症の気配があれば、足を高くして休み、安静にします。意識がある場合は、経口補水液やスポーツドリンクを繰り返し飲ませます。経口補水液がなければ、塩を少量入れた薄めの砂糖水を飲ませます。意識障害などの重度の症状がある場合は、救急車を呼び、病院で治療を受けます。

医療機関で行う治療では、輸液製剤（点滴）などが使われます。

豆知識

認知症の方の場合、食べる、飲むといった行為が普通にできない場合があります。ボーっとしていて水も飲もうとしないようなときは、氷など冷たい刺激が有効な場合があります。それでもダメなら、甘い味の物なら食べることがあります。味覚が鈍くなっても甘い味は最後までわかると言われます。

甘いジュースを製氷皿で凍らせておいたり、アイスキャンディを用意しておくなどの工夫が有効です。飲むことができたら、脱水だけでなく食事量の減少も改善することができます。

5 よく使われる薬と服薬時の注意点

　脱水症状が続くと、水分やナトリウム、カリウムが奪われます。薬物療法では、カリウムは細胞の機能を支えるのに大切ですのでカリウム剤を補給します。また、内服用電解質剤はナトリウム、カリウム、マグネシウムなどの電解質が含まれてているので水分と共に補給されます。

主な医薬品（脱水症）

1 ● カリウム製剤

主な商品名	一般名	効能	副作用
●スローケー ●グルコンサンK ●アスパラカリウム	●塩化カリウム除放剤 ●グルコン酸カリウム ●L-アスパラギン酸カリウム	脱水で奪われたカリウムを補います。カリウムは細胞の機能を維持します。	吐き気、食欲不振、胃の不快感など

2 ● 内服用複合電解質

主な商品名	一般名	効能	副作用
●ソリタ-T配含顆粒 2号、3号 （2号と3号は電解質の含有量が異なります）	電解質の各種配合剤	脱水症で失われたナトリウムなどを補給します。100mℓほどの水に溶かして飲むので水分の補給もできます。	吐き気、食欲不振、胃の不快感など

6 かかわりの好事例

　Aさんは脳梗塞の後遺症で左半身麻痺があります。また、血管性認知症もあります。日中独居のため、ヘルパーが10時と15時にポータブルトイレの移乗介助と清潔保持、水分補給で訪問しています。

　暑い夏、10時に訪問すると、部屋に入ったとたん汗が噴き出るような室温になっていました。Aさんも真っ赤な顔をしながら布団にくるまっています。ヘルパーはまず窓を開けて風を通し、布団をはずし清拭をして更衣をしました。しかし、こんな暑さなのにAさんは、汗をかいていません。家族が用意した麦茶にもまったく手をつけていません。冷房も嫌がりスイッチを切ってしまったようです。バイタルサインでは微熱があり脈も増えています。舌も乾燥していて皮膚もカサカサです。尿パットには茶色い尿汚染がちょっとあるだけです。麦茶を飲んでもらおうとしましたがボーっとしていて飲もうとしません。そこで、製氷器から氷を出して口に含んでもらうと嫌がらずに溶かして飲みました。

　ヘルパーは、バイタルサインの変化と本人の症状、尿量や性状から、うつ熱気味で、脱水気味と判断しました。Aさんは、やや無気力な様子はありましたが、氷を3個ほど口にした後から、麦茶を拒否することなく300ccほど飲み、家人が用意しておいた桃とブドウのおやつを食べたため、すぐに受診はしなくてもよいと判断し、冷房に切り替えて訪問を終えました。

　その後、15時に訪問すると、冷房はついており、Aさんは涼しそうな良い表情をしていました。「Aさん、具合はどうですか？」「なんともないです」と、しっかりと返答もありました。バイタルサインも熱が36.3℃、脈拍は78回／分に下がっていました。ヘルパーの観察で脱水ぎみと判断し、適切な対応で、重症化せずにすみました。

12 浮腫(むくみ)

1 どんな病気？

　浮腫（むくみ）は皮下組織に水分が溜まることにより起こります。すねや足の甲の浮腫が高齢者にはしばしばみられます。

　浮腫の起こるメカニズムは血管内に水分を引き止めておく作用の低下（栄養不良や肝臓病、腎臓病などによる低たんぱく）や水分が血管外に出やすくなる状況（座りっぱなしや下肢静脈瘤、心不全などによる血流のうっ滞、腎不全による血液のかさの増加や降圧薬による血管拡張）などがあり、高齢者ではこれらが複合的に影響し、しばしば難治性です。

　これらは通常、左右対称に起こりますが、下肢の場合は片膝に腫れがあったり、血流に左右差がある場合は悪い方の足が強くむくんだりします。まぶたの浮腫は、いつも同じ方向を向いて寝る場合は、下になっている側の浮腫が強くなります。

　特殊な浮腫として、甲状腺機能低下症による全身性の浮腫とリンパ液の循環障害によるリンパ浮腫があります。これらは押してもへこみにくく、張りがあることが特徴です。

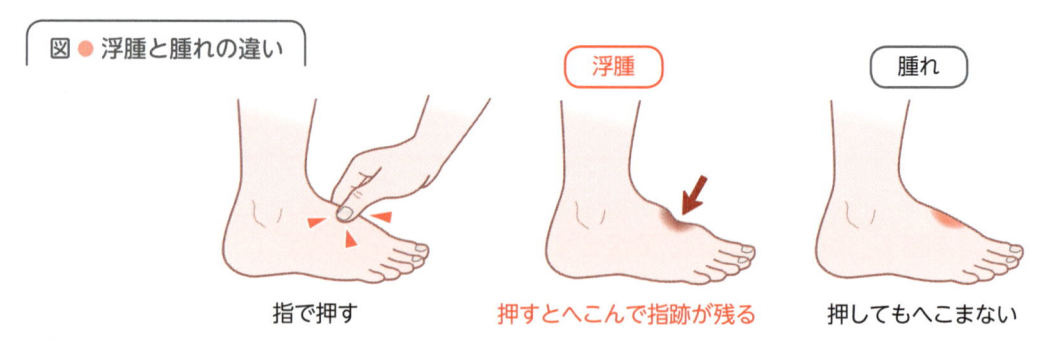

図 ● 浮腫と腫れの違い

浮腫　　　腫れ

指で押す　　　押すとへこんで指跡が残る　　　押してもへこまない

2 症状

　朝、目が覚めたとき、目が腫れぼったい、夕方に足がむくむ。むくんでいるところを指で押すと、へこんだままなかなか元に戻らない。体重が増える、だるいなどの症状が現れます。

3 観察とケアのポイント

　浮腫は皮下組織などの血管外に体液が溜まった状態です。指で押してから指を離した後も跡が残ります。そのへこみ具合で浮腫の程度を測ります。

　浮腫の場所や程度、随伴症状によって、原因となる疾患も違います。全身性の浮腫としては、心性浮腫・腎性浮腫・肝性浮腫・内分泌性浮腫・栄養障害性浮腫・医原性浮腫・特発性浮腫などがあります。局所性浮腫としては、リンパ性浮腫・静脈性浮腫・炎症性浮腫・立位性浮腫・妊娠性浮腫などがあります。

 **観察ポイント**

身体的側面 ▶ バイタルサインの変化や原因疾患（心臓、腎臓、肝臓、内分泌、栄養障害、薬物、など）の症状の有無・水分摂取量と尿量の変化・体重増加・栄養状態・皮膚の変化・炎症や外傷の有無・下痢や便秘・腹満感・浮腫の場所（全身性、局所性・足の甲・すね・手の甲・顔面）・浮腫の出現時間が持続的か間歇的か・浮腫の発現が急性か慢性か・褥瘡の有無・苦しさや倦怠感の有無・服薬状況と副作用など

精神的側面 ▶ 抑うつ・無気力・ストレス・不安など

社会的側面 ▶ 生活環境（立ち仕事・無動・きつい靴下・臥床時間が長いなど）食生活、日常生活動作や運動・服薬環境・認知症症状など

ケアのポイント

1　褥瘡などができないように、体位変換や皮膚疾患の観察
2　足浴・マッサージなどで循環を改善する
3　手足の浮腫のときは挙上により軽減を図る
4　基礎疾患や投与中の薬剤の把握、医療との情報共有
5　生活環境の改善（生活リハビリや運動療法など）
6　急激な体重増加や呼吸困難など緊急性のあるときは、すみやかに医療機関へつなげる

4 予防と治療

　浮腫は原因によって対応が変わってきます。高齢者に多いのは、座りっぱなしによる血行障害と食事中のタンパク質の摂取不足による低タンパク血症です。運動と食事内容の見直し（タンパク質不足や塩分の摂りすぎなど）が必要になります。

　注意すべきは、心不全や腎不全など命にかかわる病気によるむくみかもしれないと疑うことで、浮腫の原因が医師によって確認されていることが大切です。心不全や腎不全による浮腫の場合は、原因疾患を治療します。

5 よく使われる薬と服薬時の注意点

　基本的には、体内の水分を排出させるために利尿薬が使われます。主として3種類の利尿薬を使います。もっとも効果が強いのがループ利尿薬、次いでサイアザイド系利用薬、カリウム保持性利尿薬です。前2者では、低ナトリウム血症、低カリウム血症を起こすことがあり、カリウム保持性利尿薬は高カリウム血症に注意を要します。なお、これらの浮腫の治療薬はあくまでも対症療法です。根本治療ではありません。

6 かかわりの好事例

　Aさんは、認知症で独居の方です。1人で食事を作ることが難しくなりヘルパーが支援することになりました。義歯が合わなくなり、その隙間に細かい食べ物がはさまって痛むため、さらに食事をしないという悪循環に陥っていました。その結果、体力が低下し、さらに動かなくなりフレイル（健康な状態と要介護状態の中間）の状態になっていると感じました。

　一見して、痩せているのに足のすねや甲に浮腫があります。しかし、顔面にはありません。着替えをしていないため更衣を促して介助すると、腰回りや胴周りも太くなっているように感じました。ヘルパーは栄養状態が悪いのではないかと推測し、サービス提供責任者へ情報を伝え、ケアマネジャーが介入して病院を受診していただきました。すると、やはり栄

1 ● ループ利尿薬

主な商品名	一般名	効能	副作用
● ラシックス ● ルプラック	● フロセミド ● トラセミド	急速で強力な利尿効果があります。	低ナトリウム血症、低カリウム血症、不整脈、脱水症など

2 ● サイアザイド系利尿薬

主な商品名	一般名	効能	副作用
● フルイトラン ● ヒドロクロロチアジド	● トリクロルメチアジド ● ヒドロクロロチアジド	ループ利尿薬より作用がマイルドです。	低ナトリウム血症、低カリウム血症、高血糖など

3 ● カリウム保持性利尿薬

主な商品名	一般名	効能	副作用
● アルダクトンA	● スピロノラクトン	利尿効果は強くありません。他の利尿薬の補助としても使われます。	高カリウム血症など

養状態が悪いために浮腫の症状が現れているとのことで栄養補助剤が処方されました。

　栄養補助剤を摂りながら、歯科受診して義歯を調整してもらい、食事が摂れるようになると、Aさんの浮腫は徐々に軽減し、気持ちも明るくなり、買い物にも出かけられるようになりました。

13 インフルエンザ

内科

1 どんな病気？

インフルエンザはインフルエンザウイルスによる感染症です。わが国では、11月頃から2月頃まで流行します。高熱、関節痛や筋肉痛など、普通の風邪に比べて強い症状が現れ、特に高齢者では症状をこじらせたり、肺炎に移行して重篤化しやすいので注意します。

特に施設や街中では、集団感染することが多く、その原因となる飛沫感染や接触感染に注意します。流行期には手洗いやマスクの使用を習慣づけたり、加湿器なども使用すると予防に効果的です。また、外部からの訪問者にも感染防止のため、うがいと手洗いをお願いしましょう。

2 症状

インフルエンザは、若年者の感染が多いですが、一方で、死亡率は高齢者が高い傾向があります。その理由は、高齢者は抵抗力・免疫力が低下している、悪化しても特徴的な症状が出にくい、身体の変化を上手く表現できないなどの特徴があるからです。さらに、もともと基礎疾患を持っていることも影響しています。したがって、高齢者の体の特徴を知った上で対応することが重要になります。

インフルエンザも普通の風邪のような喉の痛み、鼻汁、咳などの症状もありますが、38℃以上の高熱、頭痛、関節痛、筋肉痛、全身の倦怠感等の症状が比較的急激に同時に現れる特徴があります。さらに高齢者の場合は、重症肺炎を併発することがよくあります。

予防の3ヵ条

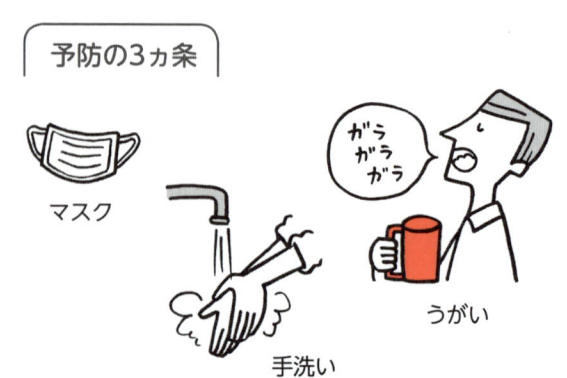

マスク

がラがラがラ

手洗い

うがい

表 ● 一般の風邪とインフルエンザの症状

種　類	一般の風邪	インフルエンザ
発熱	ゆっくりと、37℃くらい	急激に、38〜40℃くらい
寒気	軽い	強い
症状	上気道の部分	全身
全身の痛み	弱い	強い
眼の症状	ない	結膜の充血
鼻・喉の腫れ	先行する	後から出てくる
合併症	少ない	気管支炎、肺炎

3 観察とケアのポイント

　高齢者は免疫力が低下し、重症化するリスクが高く肺炎を併発する確率も高いです。呼吸器疾患や心疾患、腎疾患などの基礎疾患を持っている方が多く、重症化しやすいので、インフルエンザに感染しないように努めることが重要です。そして、重症化の徴候を知った上で、重症化する前に医療へつなげることが求められます。

 **観察ポイント**

身体的側面 ▶ 苦しそうな呼吸・早く浅い呼吸・水分が摂れず尿量が減少している・つじつまの合わない言動や呼びかけても反応が乏しいなどの意識レベルの低下・顔色不良やチアノーゼ・発熱・食欲低下と食事量減少・服薬状況・ワクチン接種状況など

社会的側面 ▶ 家族など、近くに感染者がいないか・感染防止のためのマスク着用や手洗い、うがいはできているか・生活環境・外出場所や外出頻度など

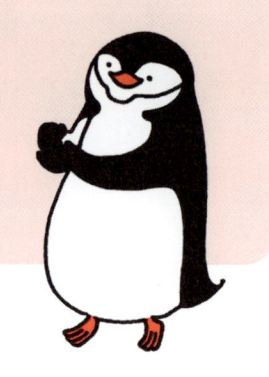

> **ケアのポイント**
>
> 1 早めのワクチン接種
> 2 感染予防（手洗い、マスク、口腔ケア、適切な湿度を持つ環境）
> 　本人だけでなく周囲の者の感染予防も大事
> 3 免疫力を上げる（体を冷やさない・栄養・日常生活で適度な運動）
> 4 重症化する前に医療へつなげる
> 5 服薬管理

4 予防と治療

　インフルエンザに罹ったかなと思ったら、すぐに医療機関に受診し、検査をします。ウイルスが陽性なら、すぐに抗インフルエンザウイルス薬を使用します。咽頭部に付着したウイルスが増殖する48時間までにウイルスの増殖を抑え、症状を緩和します。

　なお、抗インフルエンザウイルス薬で症状が軽くなっても、発症後5日間はウイルスを排出し、他人にうつす可能性があるので、外出は控えます。

5 よく使われる薬と服薬時の注意点

　タミフルは、治療の場合は1回75mgを1日2回、5日間服用しますが、予防の場合は1回75mgを1日1回、7〜10日服用します（予防の場合は医療保険の適応はありません）。一方、ゾフルーザは1回のみの服用で効果があるのが特徴です。

　抗インフルエンザウイルス薬は服用する量、回数、日数をきちんと守りましょう。なお、タミフル、リレンザ、イナビル、ラピアクタはインフルエンザウィルスが細胞外へ拡散するのを抑える薬であり、ゾフルーザは細胞内での増殖を抑える薬です。

主な医薬品（インフルエンザ）

主な商品名	一般名	効　能	副作用
● タミフル ● リレンザ ● イナビル ● ラピアクタ（点滴）	● オセルタミビルリン酸塩 ● ザナミビル水和物 ● ラニナミビルオクタン酸エステル水和物 ● ペラミビル水和物	ウイルスの細胞外への拡散を抑えます。 Ａ型、Ｂ型に効果があります。	下痢、嘔吐、興奮や幻覚などの精神・神経症状、ショックなど
● ゾフルーザ	● バロキサビル マルボキシル	ウイルスの細胞内での増殖を抑えます。 Ａ型、Ｂ型に効果があります。	
● シンメトレル	● アマンタジン塩酸塩	ウイルスの増殖を抑え症状を緩和します。 Ａ型に効果があります。	めまい、ふらつきなど

注1）タミフル、ゾフルーザ、シンメトレルは内服薬。リレンザ、イナビルは吸入薬。ラピアクタは注射薬です。
注2）タミフル、リレンザ、イナビルは予防薬として使用できます。

　また、インフルエンザが発症した場合、その対症療法として必要に応じて次の薬が処方されます。特に高齢者では、肺炎などの細菌感染の併発が心配な場合、その予防のために抗菌薬が処方されることがあります。

解熱鎮痛薬＝発熱、頭痛、筋肉痛
抗ヒスタミン薬＝鼻づまり、鼻水、くしゃみ
鎮咳薬＝せき
去痰薬＝痰がからむ

6 かかわりの好事例

　Aさんは要介護4で日中はベッド上で過ごしています。認知症で意思表示が難しい方です。その日、ヘルパーは昼食の介助で訪問しましたが、様子がいつもと違う気がしました。バイタルサインを測定しましたが、熱は37.5℃です。いつもは35℃台です。脈拍は90回／分でいつもより20くらい増えています。呼吸は22回／分で、のど元でゼイゼイしていて苦しそうに見えますが、チアノーゼなどはありません。血圧も正常でした。

　いつものようにベッドをギャッジアップして、食事を口へ運びましたが、首を横に振り、なかなか食べようとしません。落ち着きがなく、手足を動かして嫌がります。眉間にしわを寄せて、ゼイゼイ言いながらも「あ〜、う〜」と言葉にならない声を出して動こうとします。

　昨夜は普通に寝ていたし、便秘や下痢もなく、朝食は少ないけれど食べたとの家族の記録があります。もともと喘息が持病にありましたが、ここ数年は発作もありません。喘息の発作のようにも見えますが、発熱や不穏はなにか違うと感じました。

　インフルエンザで学校を休んでいた高校生のお孫さんに台所で会いました。ヘルパーは、もしかしたらインフルエンザで具合が悪いのに、うまく伝えられなくて不穏になっているのではないかと考えて、サービス提供責任者に情報をつなげ受診したところ、罹患していることがわかりました。

　このように、高齢者の場合、典型的な症状が現れないことがあるので、家族にインフルエンザの人がいるかどうか、必ず確認しましょう。

豆知識　ワクチンはどこまで頼れるか？

　インフルエンザワクチンを接種すると一定の発症予防効果があるだけでなく、インフルエンザの重症化を防ぐことができること、インフルエンザによる死亡率が減ることがわかっています。高齢者の場合、ワクチンは特に有用です。

　なお、わが国では、毎年流行予測のもとに製造されます。ワクチン接種の効果が現れるまで通常2週間、そして約5カ月間効果は持続します。しかし、ワクチンにも副作用があり、発疹、蕁麻疹、紅斑、発熱、悪寒、頭痛などがあげられます。

14 がんの痛み

1 どんな病気？

わが国では、がんは2人に1人がかかる時代で死因の第1位です。がんは早期発見で治療できる時代になりましたが、早期では自覚症状がほとんどなく、痛みを感じることもありません。そのため、がん検診を受けることが推奨されています。

手術した場合、縫合後に痛みを感じますが、一過性で次第に消失します。ただし、手術の後遺症、薬の副作用で痛みが持続することがあります。がんの痛みで治療の対象となるのは、がんが進行した場合です。痛みの部位、時間、痛みの内容、痛みの強さなどは個人差がありますが、痛みに応じた薬を使うことで、かなりコントロールできるようになっています。

高齢者への治療は、体力や負担を考えると、延命目的が主流の治療は行わないケースが増えてきています。一方で、介護保険での特定疾病にがん末期が含まれていることもあり、介護職ががんの終末期ケアをする機会は増えています。今後は在宅での看取りが増えてくることが予想されるので、医師、薬剤師、看護師に加えて、ケアマネジャーや介護職などと家族のチームワークが一層大切になってきます。

2 症状

痛みの詳しい情報は、本人にしかわからないので、できるだけ詳しく医師に伝えます。症状に合った薬を処方してもらうために、次の表を参考にして、痛みをメモしましょう。

〔 痛みの内容 〕　　〔 痛みの部位・程度 〕

どこが痛い？　　□ お腹　□背中　□ 胸　□（　　　　　）□（　　　　　）

いつ痛いか？　　□ 起きている時　□ 寝ている時　□（　　　）□（　　　）

どんなふうに痛い？　□ ズキンズキン　□ 焼けるような　□ 鈍い（重い）□（　　）

痛みの程度は？　　□ すこし　□ 中程度　□ 強い　□ 我慢できない

3 観察とケアのポイント

　がんは、以前は告知されずに最期を迎える方も多くいましたが、現在はほとんどの方が告知を受け、自分で治療法を選択し、末期の過ごし方や最期のときの迎え方を自分で意思決定するようになりました。在宅医療の充実に伴い、自宅で亡くなる方も増えています。

　本人や家族が一番望むことは、心も体も苦痛なく過ごすことです。そのために、介護者は心身にどのような変化が現れるのかを知った上で医療職と情報を共有し、苦痛を取り除くための対応へつなげることが大事です。

　また、末期の方に対しては、精神面の観察とケアも重要になります。告知をされて、在宅での最期を望んだからといって、必ずしも病気や死が受容されているとは言えません。キューブラー・ロスの「死の受容過程」が有名ですが、受容されるまでに心に変化が現れます。必要時は抗不安薬や抗うつ薬、睡眠導入薬などの薬物療法が行われます。

　家族へのケアも大切です。身内が最期のときを迎えるわけですから、家族にも心身に大きな変化が生じます。家族の精神面や身体面の変化に注意し、支援することが必要です。

観察ポイント

身体的側面 ▶ 痛み・倦怠感・吐き気・便秘・不眠・食欲不振・浮腫・呼吸困難・咳・腹満感（薬の副作用）便秘・眠気・せん妄・幻覚・呼吸抑制など

精神的側面 ▶ 抑うつ・怒り・焦り・悲しみ・苦しみ・不安・孤独感など
人生の意味・罪悪感・死の恐怖・価値観や死生観の変化など

社会的側面 ▶ 人間関係・経済的な問題・仕事上の問題・家庭内の問題・相続問題など

ケアのポイント

1 緩和ケア（がんの告知から経過に伴い苦痛を取り除くケア）
身体的・精神的・社会的・霊的苦痛の緩和
体を温めたり、マッサージしたり、音楽を聞いたり、心地よい場所等の環境整備など、非薬物療法も組み合わせる

2 オピオイド鎮痛薬の副作用（便秘・吐き気・眠気・せん妄など）に注意し、副作用が認められる場合は医療につなげる

3 「死の受容過程」における精神的支援
（「否認→怒り→取引→抑うつ→受容」のプロセスに寄り添う）

4 チームケア（本人の望む生き方を確認しながら、本人、家族を中心に情報共有とサービスの構築・調整）

5 家族の心身の苦痛を緩和するためのケア、社会的資源の活用（家族会・相談センター等の利用）

6 情報共有と適切な薬物療法の管理

4 予防と治療

　身体的苦痛を取り除くために、薬物療法と非薬物療法を組み合わせて行います。薬物療法では、オピオイド[注]鎮痛薬と非オピオイド鎮痛薬、鎮痛補助薬をご本人の状態に合わせて使用していきます。ここで、副作用という問題が出てきます。副作用の症状を理解した上で、その症状に対して適切な薬物治療が行えるように情報を共有します。

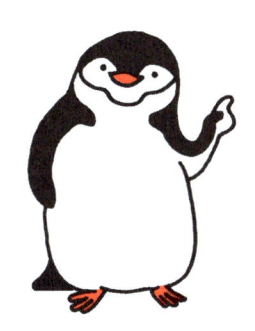

注：オピオイド
中枢神経に存在するオピオイド受容体に反応することで、神経の伝達を抑制し、鎮痛作用をもたらす薬のこと。「麻薬性鎮痛薬」に変わる新しい呼び名として使われることが多いが、厳密にいうと非麻薬性鎮痛薬が一部含まれる。

がんの痛みの治療は、WHO（世界保健機関）が提唱しているWHO方式のがん疼痛治療法が基本です。第一段階の薬は作用機序が異なりますので基本的に継続します。また、鎮痛補助薬として抗うつ薬、抗けいれん薬、抗不安薬などを併用して、不安や焦燥感などストレスからくる痛みを緩和することも大切です。

図 ● WHO方式の三段階鎮痛ラダー（梯子）

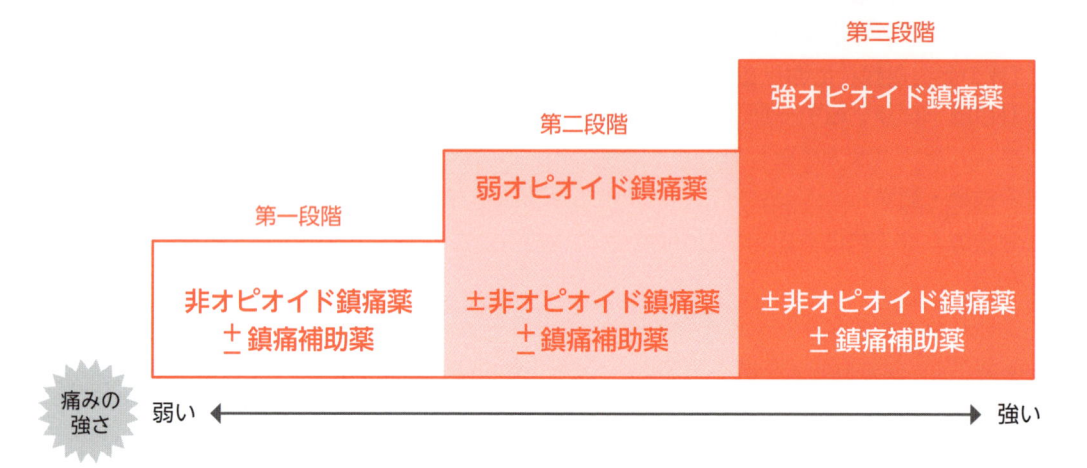

第一段階：　軽度の痛みに対して、非オピオイド鎮痛薬（非ステロイド性抗炎症薬や非ピリン系解熱鎮痛薬）を開始します。

第二段階：　軽度から中等度の痛みに対して、弱オピオイド鎮痛薬（トラマドールなど）を追加します。

第三段階：　中等度から高度の痛みに対して、弱オピオイドから強オピオイド鎮痛薬（モルヒネ、フェンタニル、オキシコドン、タペンタドール）などに切り替えます。

除痛目標

第1目標　痛みがなく、安眠できる（最低限達成したい目標）

第2目標　安静時に痛みがない

第3目標　体を動かしたときに痛みがない

主な医薬品（がんの痛み）

1 ● 非ステロイド性抗炎症薬（NSAIDs）と非ピリン系解熱鎮痛薬

主な商品名	一般名	効　能	副作用
●ロキソニン ●ブルフェン ●クリノリル ●ボルタレン ●ナイキサン ●ポンタール ●ジソペイン	●ロキソプロフェンナトリウム水和物 ●イブプロフェン ●スリンダグ ●ジクロフェナクナトリウム ●ナプロキセン ●メフェナム酸 ●モフェゾラク	（NSAIDs） 痛みを起すプロスタグ ランジンの生成を防ぎ 痛みなどを抑えます。	胃痛や吐き気、 下痢、消化性潰 瘍、浮腫、腎障 害、過敏性、眠 気など
●カロナール	●アセトアミノフェン	（非ピリン系解熱鎮痛薬） 脳の中枢神経に働き痛 みを抑えます。	食欲不振、胃 痛、吐き気など

2 ● 弱オピオイド鎮痛薬

主な商品名	一般名	効能	副作用
●トラマール ●ワントラム ●コデインリン酸塩	●トラマドール塩酸塩 ●コデインリン酸塩水和物	鎮痛効果はモルヒネに 比べてやや弱いです。	便秘、眠気、嘔 吐、めまいなど

3 ● 医療用麻薬：オピオイド鎮痛薬

主な商品名	一般名	効能	副作用
●MSコンチン ●カディアン ●オプソ ●アンペック ●パシーフ ●デュロテップ ●オキシコンチン ●オキノーム ●タペンタ	●モルヒネ硫酸塩水和物徐放剤 ●モルヒネ塩酸塩水和物 ●モルヒネ塩酸塩水和物徐放剤 ●フェンタニル ●オキシコドン塩酸塩水和物徐放剤 ●オキシコドン塩酸塩水和物 ●タペンタドール塩酸塩徐放剤	中枢神経に働き痛みを 緩和する医療用麻薬。 中等度〜高度の強さの 痛みに使われます。	便秘、眠気、め まい、吐き気な ど

5 よく使われる薬と服薬時の注意点

鎮痛薬を使うときは次のことに留意します。

1 簡便で服用量の調節がしやすい経口薬にします。
2 決められた服薬時間を守ります。がんの痛みは鎮痛薬の血中濃度が低下すると出現します。
3 WHO方式の3段階鎮痛ラダーに沿った効力の順に使用します。
4 薬は1人ひとりオーダーメイドです。

　介護職は利用者や家族が安心して治療が続けられるように配慮します。副作用（便秘、悪心・嘔吐、眠気が3大副作用）が現れたら医師、薬剤師、看護師にすぐに相談します。

6 かかわりの好事例

　Aさんは88歳の女性です。特に病気もなく元気に過ごしてきましたが、急に腹痛があり受診すると、大腸がんでした。がんは進行しており手術もできず、抗がん剤も効果は期待できないと説明されました。Aさんは、最期のときを家族と一緒に過ごしたいと希望し、人工肛門の手術をして、息子さんの家に同居することになりました。

　家族は痛みや苦痛が無いことを主治医に望みました。主治医は、往診で医療用麻薬のテープを使って疼痛コントロールをする緩和ケアを行いました。Aさんは、痛みも吐き気もないけど、肩や足がだるくて仕方ないと訴えました。そこで、清潔ケアで訪問しているヘルパーは、体調に合わせてリラクゼーションをしながら心身のケアをしました。

　時間の経過とともにほとんど食べられなくなっていきましたが、リラクゼーションの後は、少し会話ができ、昔のことや食べたい物を話してくれました。家族は一口でも食べられるようにAさんの望む食物を用意しました。その後Aさんは、徐々に呼吸困難を訴えることが増えていきましたが、その都度、薬でコントロールし、家族に看取られて眠るように自宅で最期を迎えました。

15 認知症（中核症状）

1 どんな病気？

　認知症は「正常に発達した脳の認知機能が病的な原因で障害され、日常生活に支障をきたすほどになった状態」と定義されています。その原因疾患は50種類以上にのぼりますが、一番多いのがアルツハイマー型認知症で全体の約半分を占めます。次いで多いのがレビー小体型認知症、　そして血管性認知症と続きます。数は多くありませんが、前頭側頭型認知症（ピック病）は初期には記憶障害は目立たず、自制力の低下や異常行動が特徴のため、介護が難しいと言われています。

2 症状

　認知症の中核症状とは、脳の細胞が壊れることにより起こる症状です。記憶障害（短期記憶障害）、見当織障害、理解・判断力の低下、実行機能障害、失行・失認・失語、さらに感情表現の変化などがあります。原因疾患により初期に現れる症状が異なります。

表 ● それぞれの認知症の初期によくみられる症状

アルツハイマー型認知症	記憶障害（もの忘れ、何度も同じことを聞く、人物や予定を忘れる）実行機能障害（料理の手順がわからない、電車の乗り方がわからない）
レビー小体型認知症	幻視、妄想、抑うつなどの精神症状、起立性低血圧、睡眠障害、レム睡眠行動異常、歩行障害や手足の震えなどのパーキンソン症状
血管性認知症	手足のしびれや麻痺、精神不安定、まだらに認知症症状が出現する
前頭側頭型認知症	自制力の低下（粗暴、悪ふざけ）、感情鈍麻、常同行動（同じ行動を繰り返す）、異常行動（浪費、窃盗）、人格変化（無欲、無関心）

3 観察とケアのポイント

　認知症の人は中核症状により、以前は難なくできていたことができなくなったり、思い出そうとしても思い出せないといったことから、周囲とのずれに焦りいらだったり、自分が壊れていくような恐怖感を抱きます。その結果、BPSD（認知症に伴う行動心理症状）[16]という形で気持ちを表現することがあります。ですから、周囲の人は本人の思いや、その行動の裏にある気持ちを察してケアに当たることが求められます。本人の自尊心に配慮し、安心して過ごせるように努めることが大切です。

観察ポイント

身体的側面 ▶ 記憶障害・注意力・集中力の低下・言語障害・見当識障害・知覚・判断力の低下・幻覚・妄想・せん妄・食欲や食事量の増減・不眠・異食・無動・体重の増減、薬剤効果など

精神的側面 ▶ 不安・孤独・いらだち・焦燥感・抑うつ・悲しみ・無気力、ストレス、生きがい喪失など

社会的側面 ▶ 日常生活環境・対人関係・経済的問題・役割喪失・危険回避など

ケアのポイント

1　早期発見と早期治療
2　介護職はもちろん家族も含め、かかわる人が認知症を正しく理解をする
3　本人のペース、本人の世界に合わせる
4　話し方や伝え方を工夫する
5　本人ができることは、本人が行う（寄り添い見守る）
6　感情は残っているということを理解する
7　適切な薬物療法の管理

4 予防と治療

　認知症の治療・ケアにおいて、介護者が常に配慮しなければならないことは、認知症の中核症状とBPSDへの対応です。これらの症状は一見して、別々の現象として捉えられがちですが、実はお互いに関係しあっていて、それぞれの症状・病態の軽快・増悪に深くかかわっています。したがって、現れている症状だけに注目するのではなく、症状の背景にまで関心を寄せ、全人的な視点で捉えていくことが大切です。

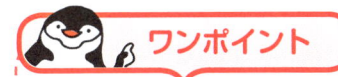 **ワンポイント**

MCI（認知症の予備軍）

　MCI（Mild Cognitive Impairment＝軽度認知障害）とは、日常生活に支障は出ていない、正常老化と認知症の中間的に位置している状態をいいます。認知症予備軍とも言われ、本人が記憶障害を訴え、また周囲の人からも記憶に関する障害が認められるのが特徴です。

　MCIの診断基準は下表の5項目を満たしていることが条件です。MCIになれば必ず認知症になるとは限りませんが、最近の我が国の研究では、MCIと判定された日本人の約6割が3年以内に認知症に進行したとの研究結果を発表しました（読売新聞2018年5月9日）。認知症は早期発見・早期治療が大切です。心当たりの症状がみれたら、MCIの段階で受診しましょう。

表● MCIの定義

① 主に周囲の人により気づかれる記憶障害の訴えがある。
② 客観的な記憶力低下がある。
③ 一般的な認知機能は正常範囲内である。
④ 日常生活に問題ない。
⑤ 認知症の診断基準に当てはまらない。

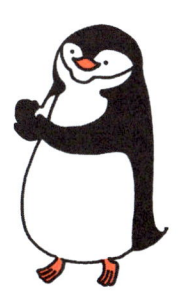

5 アルツハイマー型認知症に よく使われる薬と服薬時の注意点

　抗認知症薬は2種類のタイプがあります。1つは脳内のアセチルコリンを増やすタイプ、もう1つは脳内のグルタミン酸に関係する受容体に作用して神経細胞を保護するタイプです。いずれもアルツハイマー型認知症の中核症状の進行を抑えます。なお、ドネペジル塩酸塩はレビー小体型認知症の進行を抑える効果もあることが医学的に確認されています。

　ただし、抗認知症薬は進行を遅らせる効果があるものの、根本療法ではないので、抗認知症薬の使用に当たっては、薬に頼らず、日常生活で本人の心に寄り添った適切なケアなどの非薬物療法と平行して行うことが大切です。

　抗認知症薬は効果が目に見えてわかりにくい点があり、逆に副作用が目立ってしまうことがあります。たとえば、アリセプトによる興奮や食欲不振、レミニールによる吐き気、イクセロンパッチによるかぶれ、メマリーによるめまい感や眠気などです。これらの副作用が原因で服薬の継続を断念せざるを得なくなることは、決して珍しいことではありません。また、長期間服用しても、まったく効果が感じられない場合などは、薬の変更や中止などを検討する必要が生じます。介護職は薬剤の効果を観察し、必要に応じて医療職に伝えましょう。

　認知症の方に、処方通りに薬を飲んでもらうのに苦労することがよくあります。抗認知症薬などには、錠剤、OD錠（口腔内崩壊錠）、細粒、内服ゼリー、液剤、ドライシロップ、パッチ剤などがあるので、飲みやすい剤型を医師や薬剤師に相談しましょう。

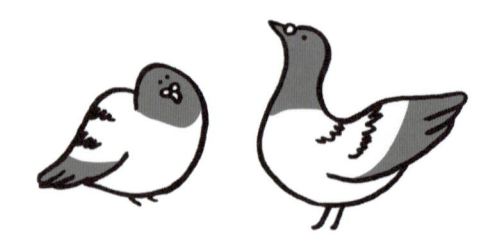

主な医薬品（認知症の中核症状）

1 ● コリンエステラーゼ阻害薬

主な商品名	一般名	効能	副作用
●アリセプト	●ドネペジル塩酸塩	アルツハイマー型認知症（軽度、中等度、高度）とレビー小体型認知症の進行を抑えます。	食欲不振、吐き気、嘔吐、興奮、不穏、不眠など
●レミニール	●ガランタミン臭化水素酸塩	アルツハイマー型認知症（軽度、中等症）の進行を抑えます。	
●イクセロン ●リバスタッチ	●リバスチグミン	アルツハイマー型認知症（軽度、中等度）の進行を抑えます。	貼付薬のため、上記に加え、皮膚のかぶれ

2 ● グルタミン酸受容体阻害薬

主な商品名	一般名	効能	副作用
●メマリー	●メマンチン塩酸塩	アルツハイマー型認知症（中等度、高度）の進行を抑えます。	めまい、便秘、眠気など

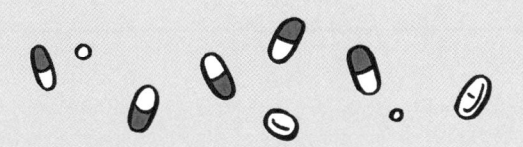
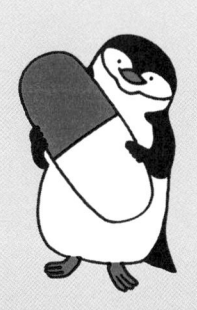

117

6 かかわりの好事例

　アルツハイマー型認知症のAさんは一人暮らしの男性です。訪問介護で生活全般を支援してもらっています。もの忘れはありますが、薬の管理は自分でできていたので、本人に任せていました。

　ヘルパーが食事づくりで台所に入ると、食器棚から薬の袋がたくさんでてきました。服薬していなかったのです。Aさんに、薬を飲みましょうと勧めてみましたが「それは俺の薬じゃないから飲まないんだ」と話します。この他にも、この頃は場所や季節にも見当識障害がみられるようになり、認知症が進行しているのではと思ったヘルパーは、この状況をケアマネジャーに伝えました。

　ケアマネジャーは医師に服薬の相談をしました。Aさんの薬はアリセプトです。内服薬が難しいなら、貼り薬ならヘルパーが朝食準備で入ったときに貼れる可能性があるため、リバスタッチに変更になりました。

　Aさんは、この貼り薬が認知症のための薬だとは理解できていませんが、もともと肩こりがあって貼り薬を使っていたので、抵抗なく受け入れてくれました。ヘルパーが毎朝「Aさん、肩こりはどうですか？　貼り薬を貼りましょうか？」と声をかけると、ニコニコして「お願いします」と言ってくれます。処方どおりに薬を使用するようになると、見当識障害はみられても生活に支障をきたすことが少なくなり、一人暮らしの継続が可能になりました。

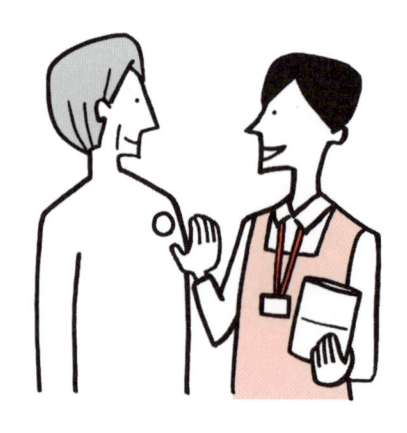

16 認知症（BPSD：行動心理症状）

もの忘れ外来・
精神神経科

1 どんな病気？

　認知症には、認知症（中核症状）【15】で説明した中核症状に付随した症状として、さまざまな行動面や精神面での症状が現れます。認知症の進行や生活環境などに伴って現れるそれらの行動障害や精神症状は、BPSD（Behavioral and Psychological Symptoms of Dementia：認知症に伴う行動心理症状）と呼ばれています。

　BPSDは認知症の中核症状に付随して現れます（図1）。BPSDは不適切な生活環境や医療・ケアが原因であることが少なくありません。また、「怖い」「痛い」「不安」などのご本人からのメッセージとも言えます。

図1 ● 認知症の主な中核症状とBPSD

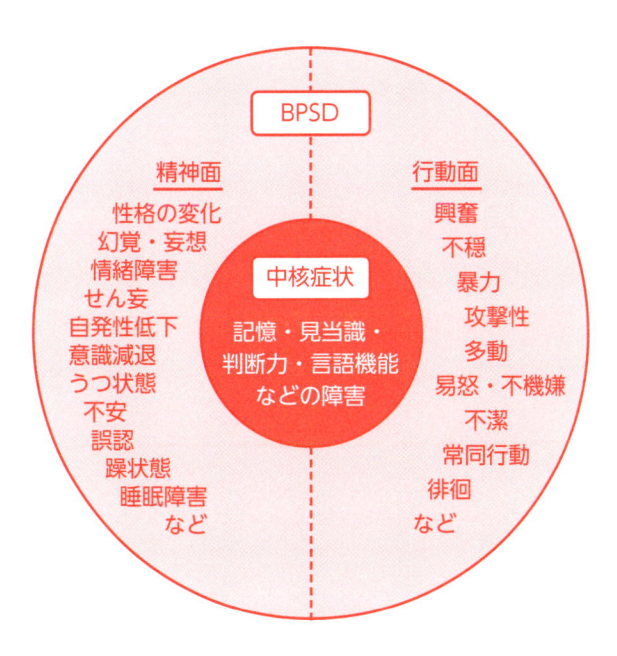

2 症状

　BPSDの現れ方は原因疾患の種類により異なり、現れる時期や期間も人によりさまざまです。また、出現する症状も人によってさまざまで、必ずしも図1に示したすべての症状が現れるわけではありません。

　BPSDの症状が激しく出る時期はあくまでも一時期で、個人差はありますが半年から1年で大きく変わってくると言われています。適切な対応や治療をすることにより、数週間～2か月程度で安定することもあります。また、症状が強いときには薬物療法を行うことがありますが、あくまでもその人に合ったケア（非薬物療法）を中心に行い、薬物療法は必要最小限にとどめます。

3 観察とケアのポイント

　本人には徘徊や不潔行為、大声、暴力などをしなければならない困り事や、それに伴う不安や焦り、悲しみなどがあり、それをうまく言葉で伝えることができず、解決できないためにBPSDの症状となって表れているのです。しかし、周りの人は目の前のBPSDにのみ対処しようとして本人の困り事の本質に対応していないため、解決に至らないことが多くあります。ですから、BPSDの観察ポイントは、それぞれの行為や症状だけではなく、なぜ、そのような行為を本人がしなければならないかという、BPSDの背景にある本人の困り事（要因であり苦痛）を探る観察が必要です。さらに、その要因を探るには、チームの中で情報共有がされていることが前提です。また、本人の観察やケアはもちろんですが、本人を一番よく知っている家族や支援者からも情報を得て対応することが重要です。

 **観察ポイント**

身体的側面 ▶ 痛みや発熱・吐き気や食欲不振・便秘や下痢・空腹感や脱水・不眠や息苦しさ・残尿感や腹満感・かゆみ・薬の変更などの有無など

精神的側面 ▶ 不安・悲しみ・焦燥感・いら立ち・抑うつ・孤独感・辛さ・無気力・なげやり・不信感・絶望感・罪悪感・死の恐怖・価値観や死生観の変化など

社会的側面 ▶ 失職・経済的問題・家族環境・対人関係・役割喪失・生活環境・介護環境など

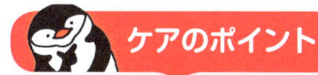 **ケアのポイント**

1 チームでBPSDの要因である苦痛を探り除去する（たとえば大声の要因は便秘だった。下剤で便秘が解消したら徘徊はなくなったなど）
2 環境の変化に注意し、安心できる環境を整備する（部屋になじみの物を置くなどして）
3 自尊心を傷つけないようなかかわりをする
4 コミュニケーションに気をつける。本人と同じ目線で、温かな雰囲気でゆっくりと話す（ノンバーバルコミュニケーションとしてタッチングやリラクゼーションなども有効）
5 セルフコントロールへの配慮（必要時、距離を置くなど心身に余裕を持たせる）
6 情報共有と適切な薬物療法

豆知識 **認知症をめぐる名称の変化**

　認知症は、かつては「何もわからなくなる」状態をイメージさせる「痴呆」と言う言葉が使われていましたが、今では病気に対する理解もすすみ、「認知症」という名称が定着しました。

　BPSDも、かつては「問題行動」「異常行動」と表現されていましたが、世間からは奇異と思われる症状でも、本人にとってはちゃんと理由や目的があるということで「BPSD」と言われるようになりました。

　そして、目的もなくうろつくとされていた「徘徊」も、本人にはちゃんと目的があるので名称を見直すべきだという声があがっています。どのような名称になるのでしょうか。

4 予防と治療

　BPSDの予防は、前述のとおり適切な環境やかかわりです。認知症の人が求めているニーズに沿って、その人が主役のケア（その人を中心にしたケア）を行いましょう。

　BPSDの症状のなかで、特に暴力、不穏、徘徊などの症状は、薬物療法を適切に行うことで軽快することもありますが、まず本人にとって適切なケアを行うことが大切です。家庭で暴力や徘徊を繰り返す人がグループホームに入居しただけで改善することがよくあります。薬物療法は適切なケアの次の手段として、または並行して行いたいものです。

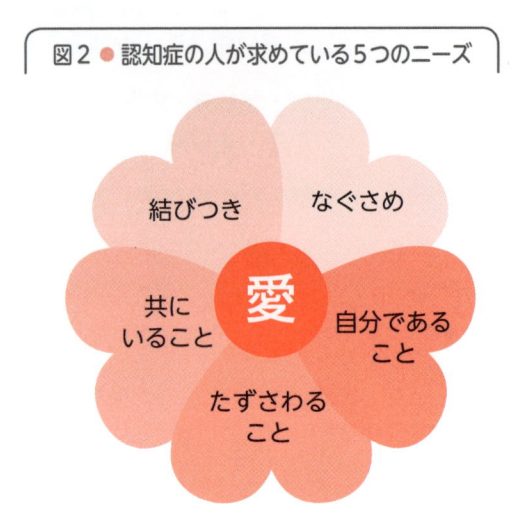

図2 ● 認知症の人が求めている5つのニーズ

結びつき　なぐさめ　共にいること　愛　自分であること　たずさわること

出典：トム・キッドウッド著、高橋誠一訳『認知症のパーソンセンタードケア』クリエイツかもがわ、2017年、142ページ

5 よく使われる薬と服薬時の注意点

　BPSDの薬物療法では、抗精神病薬、抗てんかん薬、抗うつ薬、抗不安薬などが使われます。漢方薬の抑肝散（よくかんさん）は、もともと小児の夜泣きやひきつけに使われますが、抗精神病薬の補助薬としてBPSDにも使われます。

　BPSDの症状はずっと続くわけではないので、薬物療法を漫然と続けるのではなく、本人の容態を観察しながら薬の服用量や止める時期を考えることも大切です。

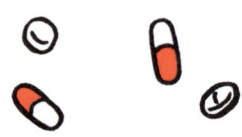

医療用医薬品（認知症のBPSD）

1 ● 抗精神病薬

主な商品名	一般名	効能	副作用
●セレネース ●グラマリール ●リスパダール ●ジプレキサ	●ハロペリドール ●チアプリド塩酸塩 ●リスペリドン ●オランザピン	不安、緊張、幻覚、妄想、徘徊などに効果があります。気持ちを楽にして意欲を高めます。	ふらつき、めまい、口の渇き、便秘など

2 ● 抗てんかん薬

主な商品名	一般名	効能	副作用
●テグレトール ●デパケン	●カルバマゼピン ●バルプロ酸	攻撃性に対して効果があります。	眠気、めまい、ふらつきなど

3 ● 抗うつ薬

主な商品名	一般名	効能	副作用
●パキシル ●サインバルタ ●レスリン	●パロキセチン塩酸塩水和物 ●デュロキセチン塩酸塩 ●トラゾドン塩酸塩	うつ状態、不安、イライラ、意欲を高めます。	口の渇き、便秘など

4 ● 睡眠薬

主な商品名	一般名	効能	副作用
●ルネスタ ●マイスリー ●ベルソムラ ●ロゼレム	●エスゾピクロン ●ゾルピデム酒石酸塩 ●スボレキサント ●ラメルテオン	睡眠の導入に効果があります。	ふらつき、転倒、せん妄など

5 ● 漢方薬：抗精神病薬の補助薬

主な商品名	一般名	効能	副作用
● 抑肝散 (よくかんさん)	● 漢方薬	イライラ感、易怒（些細なことで怒る）、幻視に効果があります。	吐き気、食欲低下など

6 かかわりの好事例

　1人暮らしだったAさんは、自宅で転倒して頭を強打し、脳神経外科に1か月入院し、退院と同時にグループホームに入居することになりました。レビー小体型認知症の診断がついていたAさんは、今後も転倒の危険性が高いことや後遺症のある体で一人暮らしの継続は難しいと判断されたのです。

　入居から3日目、Aさんの不可解な行動が目立つようになりました。寝ていると大声を上げて手足をばたつかせたり、「壁に蛇がいる」と言って部屋の隅で震えて泣いていることもありました。転倒を恐れて部屋にこもりがちなAさんをスタッフはなんとか支援しようと試みましたが、うまく声掛けができないと悩んでいました。

　そんな折、他の入居者2人が口げんかをしている様子を見ていたAさんが「あんたたち、お茶でも飲んで仲良くしなさいよ！　私が話を聞いてあげるから」と仲裁に入る姿を見かけました。スタッフはその様子から、Aさんは病気になる前は民生委員をしており、地域の世話役だったことをグループホームでいかしてもらおうと思い、「Aさん、先ほどはありがとうございました。今後も力を貸してもらえませんか。ここのリーダーになってほしいのです」とお願いすると、「私にできるかな、でも頑張るわ」と応じてくれました。

　それからのAさんは率先して入居者に話しかけたり、食器の片づけにも協力してくれるようになりました。一生懸命自分の役割を果たそうとすることで、他の入居者やスタッフとも信頼関係を築いていくことができました。目の前のBPSDに翻弄されず、Aさんが本来持っている長所を引き出し、役割を担ってもらうことで、グループホームでも充実した生活を送ることができるようになった好事例です。

17 睡眠障害

1 どんな病気？

　睡眠障害は65歳以上から急激に増えて、70歳では30％以上に見られ、加齢と共に増加するのが特徴です。図は若年者と高齢者の睡眠を比較したものです。高齢者は若年者に比べて「中途覚醒」が多く、「深い睡眠」が短いという特徴があります。また、身体の痛みやかゆみ、咳、夜間の頻尿、長時間の昼寝、運動不足が原因であったり、うつ病などの精神的な疾患、睡眠時無呼吸症候群などの病気や薬の副作用が原因であることがあります。不眠の訴えが１か月以上続く場合は、慢性不眠と言います。

　睡眠はレム睡眠とノンレム睡眠に分けられ、２つの睡眠が一晩に交互に繰り返されます。レム睡眠では脳が活動しているため、眠っている間にピクピクと眼球が急速に動き、眠りが浅く夢を見ます。一方、ノンレム睡眠は深い眠りです。通常、夢を見ても（レム睡眠中でも）体は動きませんが、大声を出してしまったり、動いてしまうことをレム睡眠障害といいます。

図 ● 若年者と高齢者の睡眠の比較

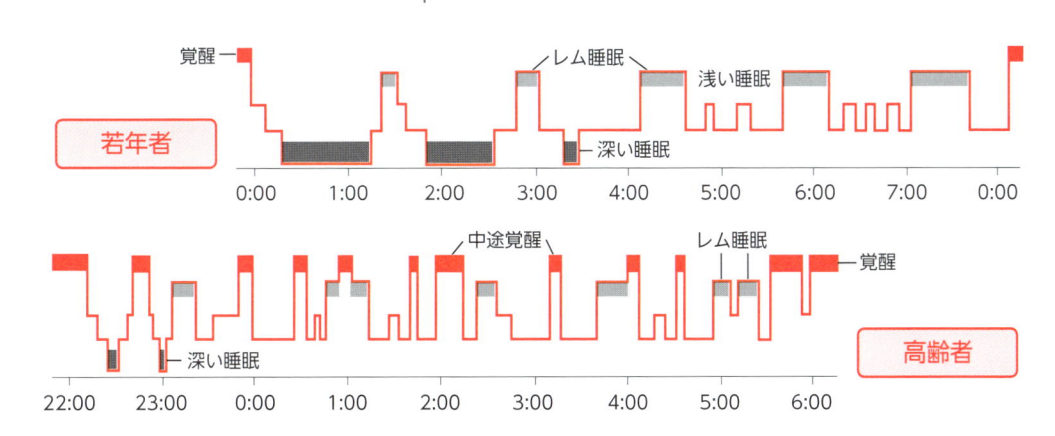

出典：「高齢者の睡眠」厚生労働省 生活習慣病予防のための健康情報サイト「e-ヘルスネット」
https://www.e-healthnet.mhlw.go.jp/information/heart/k-02-004.html

2 症状

　高齢者の睡眠障害の特徴は以下の通りです。現れ方には個人差がありますが、よく観察して医師に伝えましょう。

入眠障害	寝つきが悪い	**中途覚醒**	夜中に何回も目が覚める
熟眠障害	眠りが浅く、ぐっすり眠れない	**早朝覚醒**	早朝に目が覚めてその後、眠れない

3 観察とケアのポイント

　睡眠障害といっても、入眠障害・熟眠障害・中途覚醒・早朝覚醒など、障害の状態に違いがあり、それぞれに理由があります。ですから睡眠障害の原因を除去したり、環境を整備したり、適切な内服管理が必要となります。

観察ポイント

身体的側面 ▶ 痛み・かゆみ・便秘や腹満感・息苦しさ・鼻づまり・夜間頻尿・空腹・睡眠時無呼吸症候群など

精神的側面 ▶ 興奮・不安・悲しみ・苦しみ・ストレス・抑うつ・恐怖など

社会的側面 ▶ 睡眠環境（暑さ・寒さ・明かるさ・騒音など）睡眠場所の移動・寝具の変更など・対人関係・経済的問題・仕事上の問題・介護状況・生活環境の変化など

ケアのポイント

1　睡眠障害の要因を探り、除去する
2　就寝前2〜3時間は、食べ物を控える
3　ぬるめのお風呂にゆっくりつかったり、半身浴や足浴をしてリラックスする
4　カフェイン入りの飲み物は、夜は控える
5　寝る前は、スマートフォンやテレビは見ないようにする
6　適切な服薬管理と情報共有

4 予防と治療

　睡眠障害は、まず生活の内容面や環境面での要因を排除することが大切です。また、睡眠障害の原因となる精神的、身体的な疾患や症状がある場合は、それらの治療をします。それでも改善しない場合に、並行して睡眠薬による治療を行います。睡眠障害自体が生命にかかわることはありませんが、本人の不眠という苦痛を取り除くためにも、薬物療法が非常に有用な場合があります。

　睡眠薬には、作用時間から「超短時間型」「短時間型」「中間型」「長時間型」などあり、不眠のタイプにより処方されます。

5 よく使われる薬と服薬時の注意点

　これまではベンゾジアゼピン系の睡眠薬が第一選択薬として使われてきました。この薬は興奮を鎮め、不安を軽くして、気分をリラックスさせます。最近では、睡眠導入に作用する非ベンゾジアゼピン系睡眠薬が主流になりつつあります。

　特に「中間型」や「長時間型」の睡眠薬では、翌日までふらつきや一時的に記憶が喪失する「持ち越し効果」がありますので、転倒などに注意します。

　副腎皮質ステロイド、一部の抗うつ薬（パロキセチン）や一部の抗パーキンソン病薬（セレギリン塩酸塩）などの薬剤によっては睡眠障害の副作用が現れることがあるので、薬剤の副作用による不眠が認められる場合は医師や薬剤師に伝えましょう。

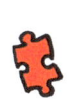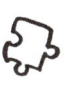

主な医薬品（睡眠障害）

1 ● ベンゾジアゼピン系睡眠薬

主な商品名	一般名	効　能	副作用
●ハルシオン	●トリアゾラム	超短時間型：寝つきの悪いときに使用します。	眠気、不快感、ふらつき、転倒、一過性健忘、朦朧状態、倦怠感、脱力感など
●レンドルミン ●リスミー	●ブロチゾラム ●リルマザホン塩酸塩水和物	短時間型：寝つきの悪いときに使用します。	
●サイレース ●ベンザリン	●フルニトラゼパム ●ニトラゼパム	中間型：夜中に目が覚めるときに使用します。	
●ソメリン ●ダルメート	●ハロキサゾラム ●フルラゼパム塩酸塩	長時間型：朝早く目が覚めるときに使用します。	

2 ● 非ベンゾジゼピン系睡眠薬・その他

主な商品名	一般名	効　能	副作用
●マイスリー ●ルネスタ	●ゾルピデム酒石酸塩 ●エスゾピクロン	超短時間型：寝つきの悪いときに使用します。	眠気、めまい、倦怠感、脱力感、ふらつき、転倒、一過性健忘、朦朧状態など
●セディール	●タンドスピロンクエン酸塩	短時間型：穏やかな作用があります。	
●ロゼレム ●ベルソムラ	●ラメルテオン ●スボレキサント	中間型：脳を覚醒状態から睡眠状態に移行させ睡眠を誘発します。	

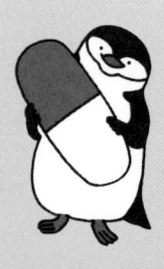

6 かかわりの好事例

　グループホームに入居して2週間のAさんは、環境が変わったこともあって落ち着かず、夜になると部屋から出てきて、なかなか眠れない状態が続きました。そして、昼間眠くなりウトウトする昼夜逆転になっていました。そこで、医師に相談して、睡眠導入剤を処方してもらいました。

　ケアスタッフは、Aさんに日中もなるべく散歩などで体を動かしてもらい、寒いときは足浴やタッチングをしてから、睡眠導入剤を内服していただきました。するとAさんは、しっかりと眠れるようになりました。

　ぐっすり眠ることができると、Aさんの生活は変わっていきました。日中も、他の入居者や、スタッフと一緒に食事作りをしたり、カラオケを楽しんだりとグループホームの生活にも慣れていきました。それでも睡眠導入剤は処方どおり毎日内服していました。

　ある日、いつものように睡眠導入剤を飲んでいただこうと訪室したところ、Aさんは寝息を立てて眠っていました。その様子をみてスタッフは、もう薬がなくても眠れるのではないかと思いました。そこで、医師にこのエピソードを伝え、入居から数か月が経ち、生活が落ち着いてきたので薬に頼らなくても眠れるかもしれないと伝えました。それを受けて、薬が見直されました。Aさんは睡眠薬を服用しなくても問題なく眠ることができました。

　普段の生活を観察しているケアスタッフからの情報がなければ、医師は処方を続けてしまいます。日頃かかわっている介護職からの情報で服薬をやめられた好事例です。

17
睡眠障害

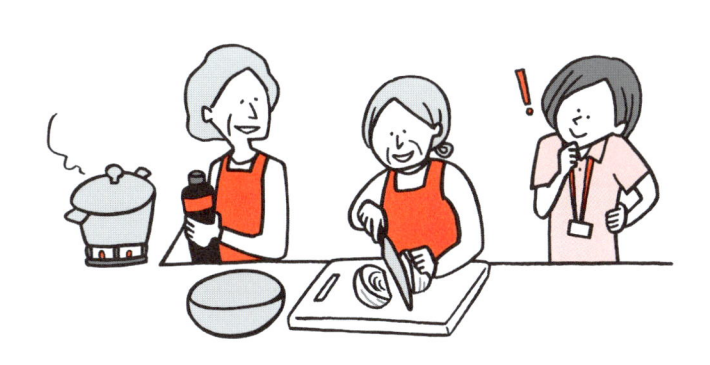

18 うつ病

精神神経科

1 どんな病気？

　人間は誰でも、嫌なことがあれば気分が落ち込み、それが解消すれば気を取り戻します。しかしうつ病は、日常でよく経験する理由のある気分の落ち込みではなく、脳の機能に変調をきたしている病気です。

　脳の中には神経細胞から次の神経細胞に刺激を伝えるセロトニンとノルアドレナリンという神経伝達物質があります。これらは、気分、情緒、活動性などの調節に関与しています。うつ病では、これらの伝達物質の働きが悪くなっていると考えられていますが、現在のところ完全には解明されていません。

　うつ病は高齢期になって初めて発症する事例もよくみられます。人生の大きな出来事（ライフイベント）である定年退職、両親・配偶者・友人の死、孤独で予定のない毎日、子どもの親離れ、収入の減少、病気の発症など、高齢期に遭遇する多くの変化がうつ病の発症の引き金となることがあります。

2 症状

　うつの症状は、心だけでなく、さまざまな身体症状を伴います。主な症状は表の通りです。これらのいずれか、あるいはいくつかの症状が2週間以上続くとうつ病の疑いがあります。

表 ● よくみられるうつの症状

	よくみられる症状
心の症状	気分が沈む、不安、やる気がしない、喜びや興味がわかない、人に会いたくない、集中力がなくなる、おっくうになる、思考力の低下、自殺願望　など
体の症状	食欲がない、吐き気がする、便秘、だるい、頭が重い、眠れない、口が渇く、心悸亢進、発汗、体重の増減、疲労、頭痛、呼吸困難感、めまい　など

3 観察とケアのポイント

　うつ病の人に対しては、本人の言葉を傾聴し、行動を見守り、安心感が持てるようなかかわりや心のケアが必要ですが、介護者が振り回されないように、適度に距離を保つことも大切です。

　また、回復過程での自殺願望を見逃さないようにします。特に薬物療法の効果が出てきて、回復の兆しが見えてきた頃が、自殺の可能性のある危ない時期です。介護者はチームで、本人の周囲にある危険な物をできるだけ遠ざけ、1人にしないように寄り添い見守ります。

観察ポイント

身体的側面 ▶ 食事（食欲低下や食事の摂取量・内容の変化・水分摂取状況）
全身状態（めまい・脱水・顔色・心悸亢進・体重の増減・便秘や下痢・吐き気・嘔吐・睡眠の状態など）
服薬（時間・量・服薬方法・副作用・薬の変更など）

精神的側面 ▶ 抑うつ気分の変化・程度（言動・行動・表情・焦燥感・自殺願望・思考力低下など）・死生観の変化・生きがい消失など

社会的側面 ▶ 生活行動の変化・対人関係・失業・役割消失・経済的問題・死別・介護環境など

ケアのポイント

1　早期発見と早期治療（情報共有と必要時、医療機関へつなげる）
2　心身の休養の確保（環境整備、疲労やストレスを軽減する、睡眠対策など）
3　薬物療法の支援（服薬状況の確認と情報共有）
4　精神療法（精神科医師の指示内容）の情報共有と必要時、医療機関へ情報提供
5　自殺願望に対するケア（自然に寄りそう、傾聴し見守るケア、チームケア）
6　家族支援

18

うつ病

頑張れは禁句

　うつ病の人に「頑張れ！」とか「怠けている」などと言った周囲の激励、励ましは逆効果です。本人はすでに頑張っているので、それ以上に頑張れと言われると、自分はダメな人間だとか、もう死んだ方がましだという危険な状況に向かっていきます。ケアの心構えとして、頑張らなくてもいいから、のんびりしようよとか、すこし疲れているみたいだから美味しい物でも食べて、薬を飲んで、ゆっくり治しましょうなどと対応し、本人の気力がでるまで焦らず見守ることが大切です。

4 予防と治療

　うつ病の治療において、心のケアと薬物療法は車の両輪です。最近の抗うつ薬には効果がすぐれ、副作用が少ないものが次々と登場しています。抗うつ薬にはさまざまなタイプがあり、本人の症状や状態に応じて医師が適切な薬を処方しますので、受診時には心を開いて相談しましょう。うつ病は医師の指導を守り、薬を正しく飲めば治る病気です。

5 よく使われる薬と服薬時の注意点

　抗うつ薬の効果はゆっくり現れます。最低でも2週間はかかりますし、十分な効果が発現するのに数か月もかかることがあります。飲み始めて効果が現れるまでに時間がかかるため、効かないといって服薬をやめてしまわないようにします。

　抗うつ薬は一生飲み続けることはありません。症状の改善に伴い薬物療法は終了することが一般的ですが、再発防止のために、少量の抗うつ薬を長く飲み続けることがあります。

主な医薬品（抗うつ薬）

1 ● 三環系抗うつ薬

主な商品名	一般名	効能	副作用
●トフラニール ●アモキサン	●イミプラミン塩酸塩 ●アモキサピン	意欲の低下や不安を和らげます。	口渇、眠気、便秘、めまい、立ちくらみなど

2 ● 四環系抗うつ薬

主な商品名	一般名	効能	副作用
●テトラミド ●テシプール	●ミアンセリン塩酸塩 ●セチプチリンマレイン酸塩	作用はマイルドですが、効果の発現は早い。	口渇、眠気、めまい、立ちくらみ、便秘など

3 ● SSRI（選択的セロトニン再取り込み阻害薬）

主な商品名	一般名	効能	副作用
●パキシル ●デプロメール ●ルボックス ●レクサプロ ●ジェイゾロフト	●パロキセチン塩酸塩水和物 ●フルボキサミンマレイン酸塩 ●エスシタロプラムシュウ酸塩 ●塩酸セルトラリン	セロトニンの量を増やし意欲を高めます。	眠気、吐き気、便秘、めまい、食欲不振など

4 ● SNRI（セロトニン・ノルアドレナリン再取り込み阻害薬）

主な商品名	一般名	効能	副作用
●トレドミン ●サインバルタ	●ミルナシプラン塩酸塩 ●デュロキセチン塩酸塩	関係する神経伝達物質の濃度を高めて意欲を高めます。	口渇、吐き気、便秘、眠気など

5 ● NaSSA（ノルアドレナリン作動性・特異的セロトニン作動性抗うつ薬）

主な商品名	一般名	効能	副作用
●レメロン ●リフレックス	●ミルタザピン	関係する神経伝達物質の活動を高めて抗うつ効果を発揮します。	眠気、口渇、倦怠感、便秘など

6 ● その他の抗うつ薬

主な商品名	一般名	効能	副作用
● デジレル ● レスリン ● ドグマチール	● トラゾドン塩酸塩 ● スルピリド	軽いうつ状態に適します。 消化性潰瘍、幻覚、妄想にも効果があります。	口渇、眠気、めまいなど

6 かかわりの好事例

　Aさんは変形性股関節症があり歩行が困難なため、夫を頼りに二人暮らしをしていました。しかし、3か月前に夫が亡くなり、独居は困難と考えて有料老人ホームへ入所しました。入所してからのAさんは、元気がなく部屋に閉じこもり気味です。食事量が減り、夜間もなかなか寝付けない様子です。何とか食事をしてもらおうと、メニューや盛り付けなどを工夫しましたが、一口で「もういらない」とやめてしまいます。栄養剤や水分補給ゼリーを試そうとしましたが、それも口にしません。Aさんは徐々にベッドから起き上がることもできなくなっていきました。

　ケアスタッフは、なんとか栄養状態を改善しなくては、と考えていました。遠方に住む家族に入所前の話を聞くと、自宅にいるときは近所の人を招いてお茶飲み会を開くなど、社交的だったという情報を得ました。夫が亡くなり1人になった頃から食欲が落ちたことを考えると、Aさんの無表情で、無気力な様子、閉じこもり、食欲低下、寝つきが悪い症状は、うつ症状なのではないかと考えました。そこで、看護師に伝え、心療内科を受診することになりました。結果、医師から軽度のうつ病と診断され抗うつ薬が処方されました。

　服薬に拒否が無かったため、徐々に効果が表れ、よく眠れるようになってきました。すると、少しずつ食事量も増えてきて、スタッフの介助で車いすで食堂まで移動し、他の入居者と一緒に食事を摂れるようになってきました。ケアスタッフの観察や情報収集から、うつ病が軽度の段階で医療につなぐことができた好事例です。

19 パーキンソン病

神経内科

1 どんな病気？

パーキンソン病は、脳の中で運動機能を調節する働きのあるドーパミンが減少することにより起こる病気です。震えや表情・動きの硬さ、バランスの悪さが特徴です。パーキンソン病はさまざまな運動障害が現れますが、適切な治療をしないと進行が早まり、最後は寝たきりになります。50～60歳で発病することが多いです。

2 症状

典型的な症状は、「手の震え（振戦）」「筋肉のこわばり（固縮）」「動作が緩慢になる（無動）」「バランスが悪くなる（姿勢反射障害）」で、パーキンソン病の四大症状と呼ばれています。

最初は日常生活のなかで自覚する症状が多く、歩き方が変わってきて小刻みになったり、転ぶことが増えたり、歩き始めの一歩が出にくかったり、逆に止まれなかったりします。関節の曲げ伸ばしがしにくく更衣に時間がかかるなどの症状が見られたら早めに受診することが大切です。寝ているときも、気がつくと寝返りが打ちにくくなっていたり、身体の動かしにくさを自覚することもあります。背が丸まり、腰と膝が曲がった前傾の姿勢になったり、顔の表情が乏しい仮面様顔貌になります。また、自律神経症状（起立性低血圧、失禁、便秘など）や抑うつ症状がみられます。

図 ● パーキンソン病でよくみられる姿勢

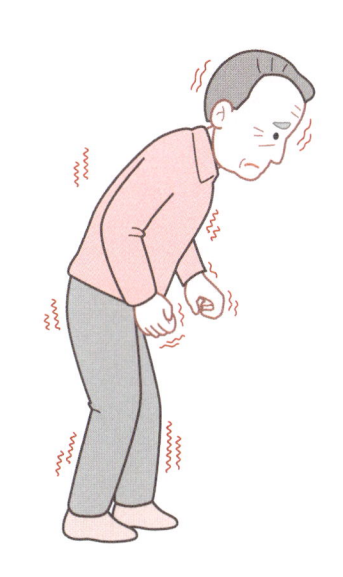

手の震え（振戦）

ゆったりした震えです。はじめは片方の手が震え、いずれ反対側の手に広がることが多いです。震えは安静にしているときに強くなり、なにか他のことに関心があるときは軽くなったり、消失します。

筋肉のこわばり（固縮）

筋肉が硬くなるので、ひじを曲げたりすると「カクカク」という感じの抵抗があります（歯車現象）。この筋肉のこわばりは、ひじだけでなく、全身の筋肉・関節で現れます。

動作が緩慢になる（無動）

すべての動作が遅くなるため、日常生活に支障が起こります。

バランスが悪くなる（姿勢反射障害）

立っているときに押されると、バランスがくずれて倒れてしまいます。

3 観察とケアのポイント

　パーキンソン病は運動症状が代表的ですが、自律神経障害で困っている方が多いことも特徴です。さらに、治療中の場合は、薬の効果があるときと無くなったときの差が激しくなるオン・オフ現象がみられます。これにより、急に動けなくなったり、急に動けるようになったりします。また、薬の過量投与で身体の一部が勝手に動くジスキネジアなどの症状に悩まされる方もいます。これらの症状は、薬の調整で改善されることがあるため、適切な服薬管理が必要です。パーキンソン病は、早期に診断し適切な治療が行われることが重要なので、早期発見のための観察ができ、さらに治療中は薬による副作用などを観察することが必要です。

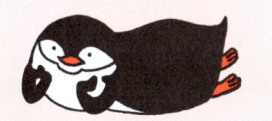

観察ポイント

身体的側面 ▶ 安静時の振戦・筋肉のこわばりによる動きにくさ・すくみ足や突進歩行・仮面様顔貌・無動や固縮・姿勢保持反射障害（倒れそうになったときに、倒れないようにする反射が弱くなり転倒リスクが高くなる）
便秘・嘔吐・起立性低血圧・流涎・食後性低血圧・発汗過多・脂性の顔面・排尿障害など

精神的側面 ▶ 感情鈍麻・不安・抑うつ・幻視・幻聴・認知障害・ストレス・生きがい喪失など

社会的側面 ▶ 対人関係・生活環境・失職・経済的問題・介護環境・危険回避など

ケアのポイント

1 適切な服薬管理と医療機関との情報共有
2 状態に合わせた運動（ストレッチなど）
3 安全な環境整備と介助法の工夫など
4 自律神経障害の症状に合わせた対応

4 予防と治療

　パーキンソン病は進行する病気ですので、要介護度を上げないよう、適切な薬物療法と日常生活でのリハビリが大切です。

　日常のリハビリでは、今までの運動量を減らさず、できるだけ散歩や趣味の活動を取り入れ、杖の利用、バリアフリーなど生活環境を整えます。また、話すのに時間がかかるのでゆっくり対話することが大切です。なお、専門の理学療法士（PT）、作業療法士（OT）、言語療法士（ST）などと連携すればさらに効果が上がります。

　そして、心のケアが大切です。一般的に病気が進行しますので、自分の能力に対する自信喪失、将来に対する不安などから落ち込んだり、引きこもり、うつ状態になりがちです。

さらに話がしにくくなり、小声で聞きにくくなるためコミュニケーションに支障がでてくることもあります。また、経過中、少なからず認知症を発症する点にも配慮が必要です。コミュニケーションを工夫して、気持ちを明るく保つように努めましょう。

　なお、パーキンソン病は、厚生労働省の特定疾患（難病）の1つに指定されています。介護保険では、40～64歳までの第2号被保険者にも要介護認定を受ける資格があります。また、医療費の公的な補助を受ける制度もあります。

5　よく使われる薬と服薬時の注意点

　パーキンソン病は脳内で不足しているドーパミンという物質を補う薬物療法が主体となります。ドーパミン自体は体内に吸収されにくいので、その前駆物質であるL-ドーパ（一般名：レボドパ）を服用します。L-ドーパは体内でドーパミンに変わることにより不足しているドーパミンを補給して症状を抑えます。

　L-ドーパは個々の容態によりきめ細かく服用量が決められますので、自分の判断で服薬をやめたり、量や回数を変えることは絶対にしてはいけません。医師の指示を守ることが大前提です。もし、副作用などが出て飲みにくい場合は、医師や薬剤師に相談しましょう。

　なお、服薬に際してはL-ドーパが主薬となり、他の抗パーキンソン病治療薬は補助的な薬として併用されることが多いです。

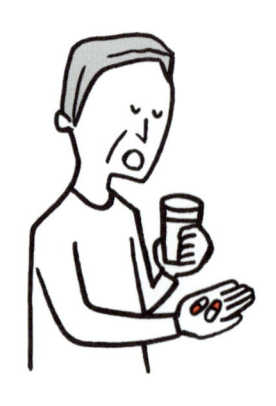

主な医薬品（パーキンソン病）

主な商品名	一般名	効能	副作用
● ドパゾール ● ネオドパストン ● イーシー・ドパール ● マドパー ● スタレボ	● レボドパ ● レボドパ・カルビドパ（10：1）配合 ● レボドパ・ベンセラジド（4：1）配合 ● レボドパ・カルビドパ水和物・エンタカポン配合	ドーパミンを補います。	悪心、嘔吐など
● シンメトレル	● アマンタジン塩酸塩	ドーパミンの分泌を促進します。	めまい、ふらつきなど
● ビ・シフロール ● ニュープロ	● プラミペキソール塩酸塩水和物 ● ロチゴチン	ドーパミンの作用を増強します。	食欲不振、悪心、嘔吐など
● トレリーフ	● ゾニサミド	ドーパミンの合成を促進します。	食欲不振、吐き気など
● エフピー	● セレギリン塩酸塩	ドーパミンの効果を長くします。	食欲不振、吐き気など
● アーテン ● アキネトン	● トリヘキシフェニジル塩酸塩 ● ビペリデン	抗コリン薬です。ふるえなどを改善します。	口の渇き、尿がでにくいなど
● ドプス	● ドロキシドパ	補助的な治療薬です。	頭痛、動悸、吐き気など
● コムタン	● エンタカポン	レボドパの脳内移行を高めます。	吐き気、嘔吐、便秘、めまいなど

＊ うつ病などで向精神薬などを服用している場合、パーキンソン病と似たような症状（薬物性パーキンソニズム）が現れることがありますので、医師や薬剤師に相談しましょう。

6 かかわりの好事例

　Aさんは2年前から施設に入所しています。5年前にパーキンソン病と診断され、服薬治療をしています。そんなAさんが最近閉じこもりがちになりました。理由を聞くと、「急に動けなくなったり、動けるようになったりして、理由がわからない。自分の体に苛立ちと不安を感じる」と話してくれました。確かに、食堂へ出てくるAさんは、歩きだしが上手くいかずに転倒しそうな様子が見られます。そうかと思うと急に動けるようになったりしています。スタッフはオン・オフ現象ではないかと思い看護師に情報を伝えました。

　受診時に、その様子を看護師が主治医に伝え、薬の調整が行われました。併せて、医師からAさんにオン・オフ現象の説明がなされ、これまでの症状がパーキンソン病の症状の1つだということがわかり、納得した様子でした。

　翌日から、施設内を歩くリハビリを始めましたが、一歩目がなかなか出にくい様子です。スタッフは、階段の昇降の様子を観察しました。とてもスムーズに昇降ができます。そこで、廊下に一定の間隔で歩幅に合わせてテープを貼りました。Aさんに「このテープをまたいでください」と言うと、Aさんは足をスムーズに出すことができました。Aさんも嬉しそうです。「Aさんの場合は、またぐという動作だと足の運びはスムーズになり、歩きやすくなります。それを意識するためのテープでした」と説明すると、「そうなのね」と納得してリハビリを続けるようになり、閉じこもりは解消されました。

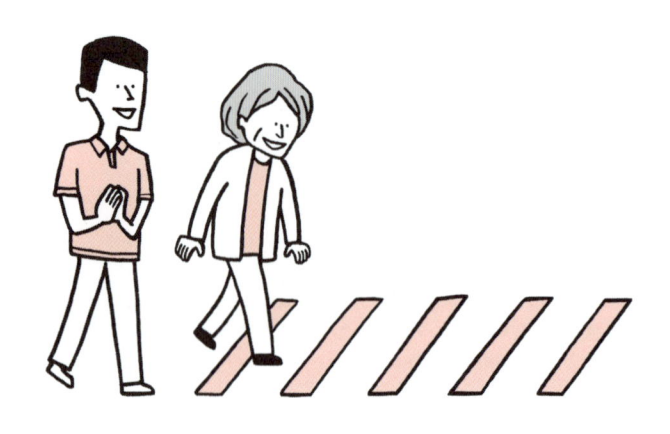

20 てんかん

1 どんな病気？

　てんかんの原因は人により異なりますが、大きく分けて、2つのタイプがあります。1つは「脳に存在する病変が原因となるタイプ」で、症候性てんかんと言います。脳の病変は脳血管障害や外傷、脳炎、脳腫瘍、認知症など、後天的な病気が原因になります。症候性てんかんは、てんかん全体でみれば約4割ですが、高齢化が進む現代では、脳梗塞などの脳血管障害や認知症を発症する人の増加に伴い、増えてきています。

　もう1つは、「特にこれと言った病変がなく、脳の過敏性の高さが原因となるタイプ」で、特発性てんかんと呼びます。脳の素因（体質）として、電気信号に対する反応が良すぎて、興奮しやすく、興奮が鎮まりにくいのです。

2 症状

　てんかんの発作には、部分発作と全般発作があります。

　部分発作はてんかんの焦点が大脳の一部に限定しているものを言います。この部分発作には、発作中に意識障害を伴わない単純部分発作と発作中に意識障害を伴う複雑部分発作があります。

　全般発作はてんかん発作が両側の大脳半球全体から同時に始まるものを言います。全般発作には、数秒から30秒間意識が消失する欠神発作や大発作と言われる強直間代発作、そして筋肉の収縮が瞬間的に起こるミオクロニー発作などがあります。

　てんかん発作は、発作のタイプや、脳の損傷の有無によって現れる症状が異なりますが、意識消失、筋肉の収縮・弛緩を反復する、全身の力が抜ける、四肢の突っ張り、叫び声などの症状が現れます。

3 観察とケアのポイント

てんかんと聞くと、痙攣を伴い倒れるというようなイメージを持ちがちですが、一時的に意識レベルが低下してぼーっとしているように見える発作もあるなどさまざまです。

発作の起こった時間や発作のタイプ、発作の起こったときの状況や経過など、観察がとても重要です。症状が目に浮かぶように、目にしたことをありのまま表現し細かく伝えることが大事です。とかく周りの者は、発作の状況のなか、どうしたらいいのか困惑しますが、普通、発作は1分から数分でおさまります。全身に痙攣が起きたときでも10分〜20分で意識が回復することが多いので落ち着いて対応しましょう。痙攣が長時間にわたり止まらない、意識が戻らないうちに再び痙攣が起きる場合は、救急車を呼びます。

また、発作が起きたときには安全の確保をします。安全な場所へ移動させたり、ぶつかると危険な物がある場合は除去します。呼吸しやすいように衣服をゆるめたり、光や音の刺激を与えないようにします。嘔吐で誤嚥しないように、意識が回復したら、そっと顔と体を横にむけるなどの対応をします。

 **観察ポイント**

身体的側面 ▶ 日時や場所（睡眠中・歩行中・座っていて・運動中・食事中など）
経過（痙攣はつっぱっていたか・ガクガクしていたか・部分的か・全身か・左右対称か・表情・顔色・呼吸状態の変化・転倒の有無やその時の方向や姿勢）
意識状態（会話はできたか・いつもと違う異常行動やしぐさはあったか・発作のことを覚えていたか・意識がなかったかなど）
持続時間（発作の長さは・意識が戻るまでかかった時間は・発作は1回か・再び発作があったかなど）
誘因（発熱・睡眠不足・環境の変化・薬の飲み忘れや変更など）
発作後（発作後に片側の手足が動かなかったか・意識は速やかに戻ったか・徐々に戻ったか・そのまま眠ってしまったか・認知機能の低下はあるか・幻覚などはないか）

精神的側面 ▶ 興奮・緊張・ストレス・抑うつ・不安・怒り・あきらめなど

社会的側面 ▶ 役割喪失・対人関係・失職・安全な環境・経済的問題・家族状況など

ケアのポイント

1 痙攣が20分以上続いて止まらないとき、意識が戻らないうちに再発作が起きたときには救急車を呼ぶ
2 安全の確保（危険な場所から安全な場所へ移動。周りの危険なものを取り除く。嘔吐で誤嚥しないように意識が回復したら体を横へ向ける。口の中に物を詰め込まないなど）
3 安静（呼吸しやすいように衣服をゆるめたり、光や音の刺激をなくすなど）
4 発作の誘因をなくす
5 慌てず、経過を詳細に観察して情報を伝え共有する
6 適切な服薬管理
7 精神的・社会的苦痛の軽減

4 予防と治療

　てんかん治療の基本は発作を抑える薬物療法です。医師や薬剤師の指示通り、適切な種類、服用量、回数を守って飲み続けることが大切です。きちんと薬を飲めば発作が起きなくなることが期待できます。

　発作時に注意したいことは転倒です。発作による転倒が多い場合は保護帽というクッション性のある帽子を日常的に着用します。また、意識が薄れるだけの発作でも入浴中は危険です。湯船の中で意識が薄れ、溺れることもあります。てんかんの既往がある人は、誰かと一緒に入浴するか、家族やスタッフがすぐに異変に気づいて、対応できるようにします。

5 よく使われる薬と服薬時の注意点

　抗てんかん薬は脳の神経細胞の過剰な興奮を抑えて発作を防ぎます。さまざまなタイプの抗てんかん薬のなかから、効果の面、安全性の面からその人に適した薬を選択し、発作を抑えます。

　治療がうまく進み、発作が起こらない状態が続くと、勝手に服薬をやめたり、減らしたりしがちですが、かならず医師や薬剤師に相談し、処方通りに服薬しましょう。

医療用医薬品（てんかん）

主な商品名	一般名	効能	副作用
●テグレトール	●カルバマゼピン	部分発作の第一選択薬です。	眠気、めまい、ふらつきなど
●デパケン ●セレニカR	●バルプロ酸ナトリウム ●バルプロ酸ナトリウム徐放剤	全般発作の第一選択薬です。	眠気、吐き気など
●ラミクタール	●ラモトリギン	部分・全般発作に使用可です。	薬疹、発熱など
●イーケプラ	●レベチラセタム	部分発作の治療薬です。他剤と併用可です。	眠気、イライラ感、攻撃性など
●マイスタン ●ランドセン	●クロバザム ●クロナゼパム	いろいろな発作に有効です。 他剤と併用可です。	眠気など
●エクセグラン	●ゾニサミド	部分・全般発作に有効です。2剤目以降の薬として使用可です。	眠気、食欲低下など
●トピナ ●ガバペン	●トピラマート ●ガバペンチン	部分発作の2剤目以降の薬として使用可です。	眠気など

6 かかわりの好事例

　Aさんは脳梗塞の後遺症で右半身麻痺と失語症のある方です。ヘルパーが訪問し、排泄のケアをしています。今日もポータブルトイレに移乗し、排尿がありました。

　ベッドに戻ろうとしないAさんに、「どうされましたか」と聞きましたが、返事がありません。一点を見つめていて唾液をごっくんと飲み込んでいるような仕草が続きます。明らかにいつものAさんとは違います。意識が遠のいている感じに見えます。「Aさん！」と肩を強くゆすって声を掛けると、ハッと気がついたようで視線が合いました。バイタルサインを測定しましたが、大きな変化はありません。気がついてからは、いつものAさんで会話もできますが、今あったことはまったく記憶していないようです。家族に聞くと、この1週間に同じようなことが3回あったが、すぐに戻るので、気にしないでいたとのことです。

　ヘルパーは、この様子が一瞬の意識消失だと考えてサービス提供責任者へ伝え、受診していただくことになりました。その結果、症候性てんかんが判明し、抗てんかん薬の治療が開始されました。その後、このような意識障害は起こらなくなりました。

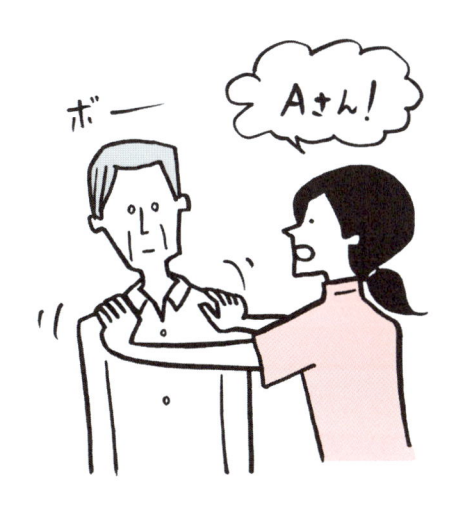

21 変形性関節症

整形外科

1 どんな病気？

　整形外科を訪れる患者さんの多くは、関節痛を訴えます。関節痛が起こる病気は変形性関節症が主で、関節の軟骨の老化や使いすぎによって関節に痛みが発生します。膝（ひざ）や股（また）に起こることがもっとも多く、変形性膝関節症（へんけいせいしつ）、変形性股関節症（へんけいせいこ）と言われています。

　変形性膝関節症は関節の軟骨がすり減り、膝の関節が変形して、痛みや炎症を起こします。原因は、膝関節を支えている筋力の低下、肥満、O脚（オー）による関節内側の軟骨への過剰負荷、そして膝関節の外傷が原因となることがあります。

　変形性股関節症は股関節の軟骨がすり減ったり、変形したりして、痛みが起きて歩行が困難になります。乳児期の先天性股関節脱臼などから発症する場合が多くみられます。治療を途中で止めてしまったために股関節の軟骨や骨に変化を起こす場合もあります。

　両疾患とも、男性より女性に多く見られ、高齢になるほど増えてきます。

2 症状

変形性膝関節症の主な症状

　変形性膝関節症は、膝のこわばりや痛みなどが徐々に進行します。おおまかに初期〜末期の症状に分類できます。

時　期	主な症状
初　期	起床時の膝のこわばり。膝が重い、動かしにくい。鈍い痛み。
中　期	膝の痛みが持続する。正座が困難。階段の昇り降りが困難。膝が腫れる。
末　期	今までの症状が一層悪化。家の中に閉じ籠りがち。精神的に不安定。

変形性股関節症の主な症状

　変形性股関節症の症状は、自然におさまることがよくあるため、はじめは気にしないことが多いですが、徐々に進行して、やがて歩行時の痛みが現れます。変形性股関節症の場合も、おおまかに初期〜末期の３段階に分類できます。

時 期	主な症状
初 期	軽い股関節痛がある。時々なのであまり気にしないことが多い。
中 期	歩行痛が強くなる。痛みは股関節だけでなく大腿に沿って膝への放散痛が現れる。
末 期	安静でも痛みは消えず、左右の足の長さの違いがはっきりして骨の変化はかなり進行している。長時間の歩行は困難。

3　観察とケアのポイント

　変形性関節症は、痛みや腫れ、動かしにくさなどがありますが、進行してから受診することが多いです。症状の初期は、動き始めに痛みや違和感を覚えますので、進行して症状が強くなり変形する前に対応することが重要です。特に肥満気味の方や、関節を酷使するような仕事の方は関節に負担をかけて炎症を起こしやすいので、初期の症状を知って早めに受診し治療をすることが望まれます。また、症状が自覚できれば、体重を落としたり、関節を支える筋肉をつけるリハビリに取り組んだり、生活スタイルを見直すなどの対応ができます。

 **観察ポイント**

身体的側面 ▶ 初期（動き始めに膝がこわばる・立ち上がり時や階段を降りる時に痛む・正座するときに痛むなど）
中期（動きに関係なくずっと痛い・腫れてきた・膝が動かしにくい・熱感がある・水がたまる・O脚に変形するなど）
末期（痛みのため歩行障害・膝が曲がらない・O脚が進行するなど）

精神的側面 ▶ 抑うつ・悲しみ・無気力・不安など

社会的側面 ▶ 対人関係・生活環境の変化・ストレス・閉じこもりなど

1 急な痛みや腫れのときは安静にする
2 初期の段階で早期受診・治療をする
3 体重を落とす。膝に負担をかけない生活スタイルの見直し、生活環境整備など
4 関節を支える筋肉を増強させるためのリハビリを行う
5 状態に合わせた治療の選択（受診と情報共有）
6 情報共有と適切な薬物管理

4 予防と治療

　変形性関節症は早めに、肥満の解消や適度の運動をしたり、適切な治療をすれば、進行を抑え、関節の変形を最小限に止めることができます。変形性関節症にならない、進行させないために大切なことは、できるだけ肥満を解消し、体重をコントロールすることです。

　変形性膝関節症と変形性股関節症の治療は、ほぼ同じです。治療は運動療法、装具療法、薬物療法、そして手術があります。

治療法	治療の内容
運動療法	筋力（大腿四頭筋など）を強化する体操などを理学療法士の指導で行い、膝などにかかる負担を軽くします。
装具療法	サポーターなどの装具で変形した膝などにかかる負担を修正し、痛みを取り除きます。
薬物療法	痛みや腫れを取るため、非ステロイド性抗炎症薬（NSAIDs）を内服・外用したり、強めの炎症には、ヒアルロン酸を関節内に注射します。
手術	薬物療法など保存的療法で効果が見られない場合は手術をします。人工関節に入れかえる人工関節置換術などがあります。

5 よく使われる薬と服薬時の注意点

　関節の痛みや腫れを改善するために「非ステロイド性抗炎症薬（NSAIDs）を使います。しかし、痛みや腫れを急に抑え過ぎると関節の破壊が進んでも我慢できてしまうので、全体的な

主な医薬品（変形性関節症）

1 ● 非ステロイド性抗炎症薬（NSAIDs）

111, 160ページ参照

2 ● ヒアルロン酸（関節内注射薬）

主な商品名	一般名	効能	副作用
● アルツ ● スベニール ● サイビスク	● 精製ヒアルロン酸ナトリウム ● ヒアルロン酸ナトリウム架橋処理ポリマー等配合	膝関節痛の強い炎症に効果があります。	投与部位の疼痛、腫れ、こわばり、しびれ感、まれにショック、アナフラキシー様症状など

治療のなかで主治医と相談して使います。NSAIDsには内服薬、湿布、塗り薬、坐薬があります。また、関節の機能を改善するために、ヒアルロン酸という潤滑作用のある軟骨保護薬を関節内に注入します。

6 かかわりの好事例

Aさんは血管性認知症があり、グループホームに入所しています。脳梗塞の後遺症で右半身に不全麻痺があるため、歩行器を使ってホーム内を歩くことを日課にしています。ところが、このごろ歩くのを嫌がり、部屋にこもりがちになってしまいました。

Aさんを観察すると、ベッドから歩行器を使って立ち上がろうとするとき、痛そうな表情をしました。スタッフが足を見ると右膝が少し腫れています。そこで整形外科を受診していただくと、変形性膝関節症と診断され治療が開始されました。Aさんは、膝の傷みが徐々に強くなっていましたが辛いことを伝えられず、歩くことを控えるようになっていたのです。治療により痛みが和らぐと、ホーム内を歩く日課を再開されました。

22 骨折（大腿骨頸部骨折）

整形外科

1 どんな病気？

　骨は固い組織で、簡単に曲がったり、伸びたりしません。そのため、外部からある一定以上の力が加わると、折れたり、ひびが入ったりします。それが骨折です。

　高齢者が寝たきりになるきっかけに大腿骨頸部骨折があります。大腿骨頸部は、いわゆる"股の付け根"あたりにあります（図）。

　高齢者は程度の差はあれ、例外なく骨がもろくなります。さらに、筋力の低下・視力の低下もあり転びやすくなります。これらの原因のために大腿骨頸部骨折は70〜80歳代で非常に多く発生します。女性が圧倒的に多く、男性の4倍とも言われています。

図 ● 骨盤と大腿骨

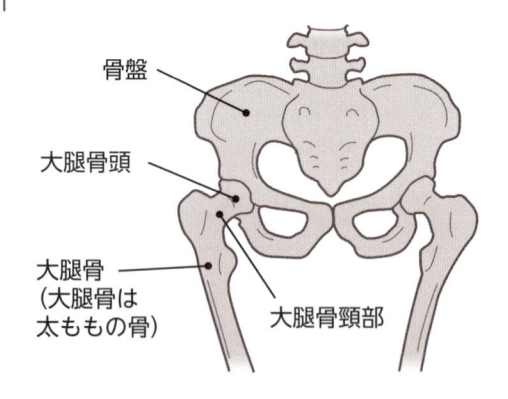

骨盤

大腿骨頭

大腿骨
（大腿骨は
太ももの骨）

大腿骨頸部

2 症状

　大腿骨頸部の骨折が疑われる行動や症状は表のとおりです。これらが確認された場合は、本人から訴えがなくても骨折している可能性があるので、整形外科を受診します。

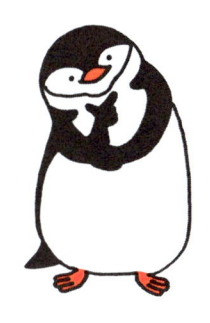

- ■ 横向きに転倒した。　　■ 歩行ができなくなる。
- ■ 傷めた足に体重をかけたとき、股関節や太ももに痛みを感じる。
- ■ あぐらの姿勢をして股関節をよじると痛い。
- ■ 局部（折れた場所）に熱感や腫れ（は）がある。
- ■ 顔面が蒼白になる。　　■ 冷や汗が出る。

3 観察とケアのポイント

　骨折を発症すると、通常はその部分が痛くなったり腫れますが、高齢者の場合は、認知症などではっきり症状を訴えられなかったり、自覚症状に乏しく、発見が遅れることがあります。

　特に腰椎の圧迫骨折や大腿骨頸部骨折は高齢者に多い骨折ですが、骨粗しょう症もあり、必ずしも転倒と関連して骨折が発症するとは限りません。軽微なことでも骨折につながることもありますので、日ごろのケアのなかで周りの者の観察や対応が重要になります。

 **観察ポイント**

身体的側面 ▶ 痛みの場所の状態（動きはどうか・立つことや歩くことができるか・腫脹はないか・発赤や熱感はないか・内出血はないか・変形や筋肉の萎縮・足の長さに左右差がないかなど）
経過（痛みの出現の仕方・その後経過はどうか）
バイタルサイン他の全身状態の変化（手足の冷感・蒼白・微弱な脈・浅い呼吸・呼吸回数の増加・めまい・悪心・嘔吐・冷汗・顔面蒼白・血圧低下・意識レベル低下など）

精神的側面 ▶ 不穏・抑うつ・無関心・無気力・不安など

社会的側面 ▶ 閉じこもり・生活環境・食事内容・服薬状況・ＡＤＬ・運動・介護・生活リハビリの環境など

1 身体的症状が見られたら、早めに医療機関につなげる
2 骨粗しょう症の予防として食事に注意し、適度な運動や外出で陽に当たるなどを心がける
3 転倒防止として、危険のない環境整備。適切な福祉用具の利用
4 治療後は閉じこもりにならないようにADL確保に努める
5 適切な服薬管理

4 予防と治療

予防

　大腿骨頸部骨折の予防は主に2つあり、骨粗しょう症に対する薬物療法と運動療法です。そのために、以下のことを心がけましょう。

■ カルシウムを十分に補給する。
■ できるだけバランスのとれた食事で骨を日頃から強化しておく。
■ 普段からよく歩いて、足腰の筋肉を鍛え、骨の密度を高めておく。
■ 転倒防止のため、よろけやすい人は外出時は杖を使うことを心がける。

治療

　一般的に、骨折の治療はギブスなどで骨折部を固定して非ステロイド消炎性抗炎症薬などで疼痛を軽減し、骨がつくまで待つ保存療法と、手術により治療する方法の2つがあります。
　大腿骨頸部骨折の治療は、現在は手術が第一選択です。大腿骨頸部は体の中で一番骨がつきにくい部分で、以前は股関節にギブスを巻いて何カ月も安静臥床する治療でした。しかし、うまく骨がついても体力が衰え寝たきりになったり、認知症が出現あるいは進行してし

まうことが問題になっていました。そのため現在は、手術をして痛みを取り除いたら、歩行訓練をできるだけ早く開始し、寝たきりにならないようにする治療が標準となっています。

　手術には、骨頭を金属製の人工物に入れ替えたり、特殊な金属製の釘で骨をつなぐ骨接合術があり、本人の適性に応じた手術が選ばれます。

> **豆知識** **骨に大切な栄養素**
>
> 　日本人のカルシウムの1日平均摂取量は540㎎ですが、成人の1日必要量は600㎎、そして骨粗しょう症の予防や改善には1日800〜1000㎎が必要と言われています。ただし、カルシウムを摂るだけで予防できるわけではなく、骨の代謝にはビタミンD、ビタミンK、そしてタンパク質を摂ることも大切です。特に高齢者ではタンパク質不足にならないように注意しましょう。

5　よく使われる薬と服薬時の注意点

　骨折の予防は、骨粗しょう症にならないことが第一です。骨粗しょう症は骨量や骨密度が減少して骨の強度が低下する病気ですから、予防のためにカルシウムを摂取します。通常の食事だけでカルシウムやビタミンなどの摂取量が不足する場合は、薬物療法で補充します。ここでは、骨折に直結する骨粗しょう症の薬を説明します。

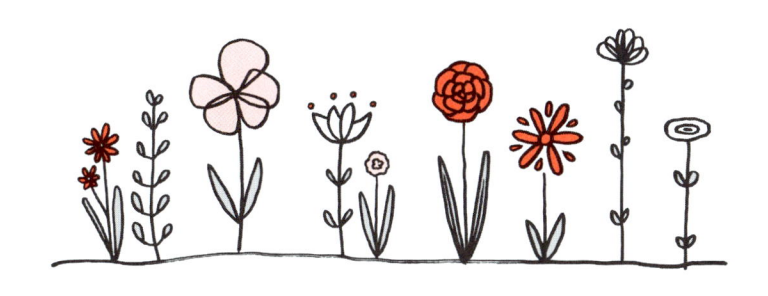

主な医薬品（骨折）

1 ● カルシウム薬

主な商品名	一般名	効能	副作用
● アスパラ-CA	● L-アスパラギン酸カルシウム水和物	カルシウムを補給します。血中のカルシウムを増やします。	吐き気など

2 ● ビスホスホネート薬

主な商品名	一般名	効能	副作用
● アクトネル ● ベネット ● ボナロン ● フォサマック ● ボノテオ ● リカルボン	● リセドロン酸ナトリウム水和物 ● アレンドロン酸ナトリウム水和物 ● ミノドロン酸水和物	カルシウムが血中に溶けだすのを抑えます。骨量の低下を予防します。	上部消化管障害、粘膜障害（発疹、かゆみ）など

3 ● 活性型ビタミンD製剤

主な商品名	一般名	効能	副作用
● ワンアルファ ● アルファロール ● ロカルトロール ● エディロール	● アルファカルシドール ● カルシトリオール ● エルデカルシトール	骨を丈夫にし、骨折を予防します。	まれに急性腎不全など

4 ● ビタミンK₂製剤

主な商品名	一般名	効能	副作用
● グラケー	● メナテトレノン	骨密度を増加し、骨を強くします。	吐き気、軟便、かゆみなど

5 ● SERM（サーム）

主な商品名	一般名	効能	副作用
● エビスタ ● ビビアント	● ラロキシフェン塩酸塩 ● バゼドキシフェン酢酸塩	エストロゲン（女性ホルモン）様の作用により、骨のカルシウム分が血液に溶けだすのを防ぎます。	乳房の張り、ほてり、吐き気など

6 ● 注射薬

主な商品名	一般名	効能	副作用
● エルシトニン ● カルシトラン	● エルカトニン ● サケカルシトニン	骨の代謝を改善します。骨粗しょう症の痛みを和らげます。	まれにショックなど
● テリボン	● テリパラチド酢酸塩	骨形成を促進することにより、骨折リスクを低下させます。	
● プラリア	● デノスマブ	強い骨折防止効果があります。	

6 かかわりの好事例

　Aさんの息子さんから早期に緊急で訪問看護に電話があり、洗面所から部屋に戻る際に転倒して足の付け根を痛がっているとのことでした。看護師が訪問すると「痛い、痛い」と言いながらストーブの前で正座して待っていました。痛みを訴えながらも自分でベッドへ移ったAさんの右足の付け根は腫れてもいません。内出血もありません。本人も痛いと言いながら動かしています。バイタルサインや全身状態も大きな変化はありません。そこで、骨折はしていないという判断をして、経過観察としました。

　昼のヘルパーが訪問すると、Aさんは「痛い、痛い」と言いながらベッドで寝ていました。ヘルパーは看護師から情報を得ていましたが、自分でも右足付け根を確認しました。腫れていませんし、内出血もありません。ですが、右足が左足に比べて短くなっています。さらに大腿部は外旋（骨折のときの特徴で、骨折した脚が引き上げられて短くなり外側に開いた状態）していました。これは異常と判断し、サービス提供責任者へ連絡しました。そこから、訪問看護師に状況が伝えられ、すぐに骨折の疑いがあるので受診するように指示を受けました。受診の結果、大腿骨頚部の内側骨折にて手術目的で入院となり、人口骨頭置換術が行われました。ヘルパーの観察により、早期に入院治療につながった好事例です。

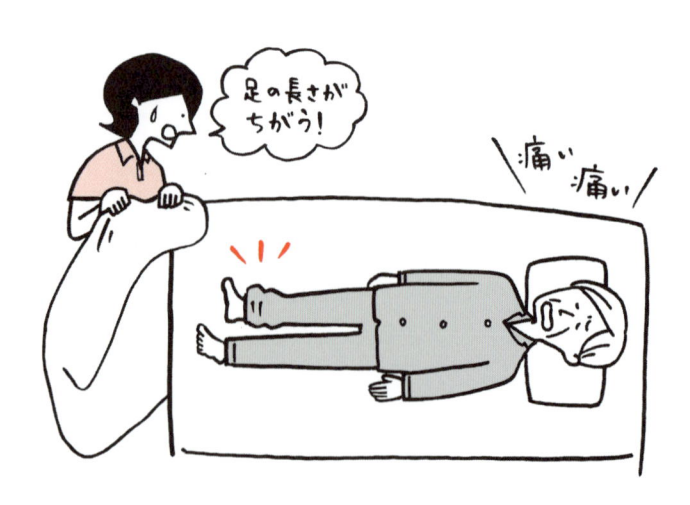

23 関節リウマチ

1 どんな病気？

　関節リウマチは、全身の症状を伴って関節が慢性的に炎症を起こす病気で、病状が進行すると関節の変形と硬直によって日常生活が困難になります。膠原病と言われる自己免疫疾患の1つで、自己免疫反応によって、自分の体の構成部分に異常な免疫反応を起こし、自分で自分の体を攻撃してしまうために起こります。原因ははっきりとわかっていませんが、免疫機構の異常と考えられています。女性に多く、男性の数倍にのぼり、発症年齢は30〜40歳代がピークとなります。しかし、60歳代以降に発症する「高齢発症関節リウマチ」は男女の発生率に差がないと言われています。

2 症状

　初期の症状では、朝に手のこわばりを感じます。左右対称に起こるのが特徴です。さらに、関節痛が起こり、手首や肘、膝などの体の中心に近い大きな関節の痛みへ変わっていきます。

　腫れや痛みは左右両手足の指の関節に現れ、関節が腫れて激しい痛みがあります。有名な変形は、手指のスワンネック変形やボタン穴変形があります。

　腕に腫脹を認めることもあります。下肢の場合は、膝や足指に変形や関節痛を伴い歩行困難になります。さらに進行すると、背骨をはじめ、全身の関節に障害が及びます。そして喉頭閉鎖や咀嚼障害、膀胱・直腸障害、心疾患や肺症状、眼症状を起こすなど、全身症状が現れます。

図 ● 関節リウマチによる手・足の変形

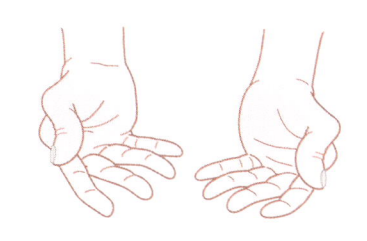

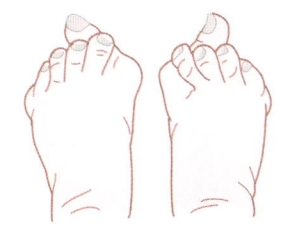

3 観察とケアのポイント

　関節リウマチは、初期から慢性期、さらに内服治療中と症状が変化していきます。<mark>慢性疾患で一生付き合っていかないといけない病気のため、精神的な支援や、服薬管理・生活環境の整備、さらに適切なリハビリなどが必要となります。</mark>

 **観察ポイント**

身体的側面 ▶ **手のこわばり・しびれ・関節痛**（症状の部位や程度・こわばりの有無や程度・出現時間は急か・徐々にか・症状の持続時間や症状の強さの変化・運動時と安静時の変化・腫脹の部位と程度・熱感の有無など）

変形や拘縮の状態（部位の程度・可動域の状態・骨粗しょう症や大腿骨頭壊死の有無・圧迫骨折の有無と程度など）

皮下結節（後頭部や肘、膝などに小さなこぶのようなものができていないか・部位や増加の状態など）

全身状態の変化（心疾患・肺疾患・眼・消化器症状・感染症・糖尿病の有無と経過など）

その他（筋力低下の有無・ADLの問題・リハビリ状況と効果・睡眠状態・薬物治療の内容と服薬状態・鎮痛剤の使用状況・効果や副作用など）

精神的側面 ▶ 抑うつ・不安・攻撃的・ストレスなど

社会的側面 ▶ 生活環境・活動と休息のバランス・対人関係・介護環境など

ケアのポイント

1 生活環境を整える
2 服薬の確認・副作用への対応など
3 全身症状への配慮
4 栄養バランスの良い食事と適度な運動・リハビリ・作業療法など
5 心身の苦痛除去・精神面の支援
6 フットケアや保温・マッサージなど苦痛の緩和
7 チームで情報を共有し、身体理解を促してセルフケアを見守り、支援する

4 予防と治療

関節リウマチは、原因そのものを治すことは難しいですが、発症早期（5年以内）からの抗サイトカイン（炎症の中心を担う物質）療法によって、30〜50％の症例で臨床的寛解が得られるなど治療法にも期待が持てるようになりました。したがって、早期に発見して適切な治療を受けることが日常生活を維持するために必要です。

とはいえ、関節リウマチは慢性疾患のため、一生病気と付き合っていかなければなりません。そのため、医師や薬剤師などの医療関係者との連携が特に大切です。

治療は薬物療法が主体になります。非ステロイド性消炎鎮痛薬、ステロイド薬、抗リウマチ薬、生物学的製剤などを使用します。生物学的製剤は遺伝子工学の技術で開発された薬です。

関節リウマチの治療では筋力を高め、関節の可動域（動かせる範囲）を拡げるため、リハビリも大切です。動かさないでいると関節が固まり、逆に激しい運動をすると腫れや痛みを悪化させるので、運動と安静のバランスが大切です。

5 よく使われる薬と服薬時の注意点

薬の服用については、比較的、強い副作用が起こることがあるので、用量・用法を厳守し、医師や薬剤師の指示を守って服用します。異常があればすぐに相談しましょう。

関節の炎症や痛みには非ステロイド性消炎鎮痛薬を使います。これに加えて抗リウマチ薬を使います。関節リウマチは免疫異常によって起こる病気です。抗リウマチ薬は免疫の異常を是正してコントロールする働きがあります。これらの薬で効果が得られないときは、ステロイド薬を使います。以上の薬で効果が不十分な場合に生物学的製剤を使います。

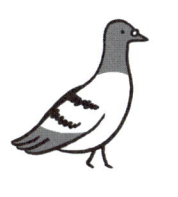
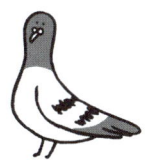

主な医薬品（関節リウマチ）

1 ● 非ステロイド性抗炎症薬（NSAIDs）

主な商品名	一般名	効能	副作用
● ロキソニン ● インテバン ● ボルタレン ● ブルフェン ● ハイペン ● セレコックス	● ロキソプロフェン ● インドメタシン ● ジクロフェナク ● イブプロフェン ● エトドラク ● セレコキシブ	痛みを引き起こす物質プロスタグランジンの生成を抑えて鎮痛効果を発揮します。	胃痛、吐き気、下痢、消化性潰瘍、浮腫、腎障害、過敏症、眠気など

2 ● ステロイド薬

主な商品名	一般名	効能	副作用
● プレドニン ● プレドニゾロン	● プレドニゾロン	関節の炎症を抑えます。	感染症の増悪、糖尿病、消化性潰瘍、ムーンフェイスなど

3 ● 抗リウマチ薬

主な商品名	一般名	効能	副作用
● リマチル ● アザルフィジンEN	● ブシラミン ● サラゾスルファピリジン	免疫調整作用、関節の腫れや痛みを改善し、進行を遅らせます。	発疹、発赤、皮膚のかゆみ、吐き気、口内炎、味覚の異常など
● リウマトレックス ● アラバ ● ゼルヤンツ	● メトトレキサート ● レフルノミド ● トファシチニブ	免疫抑制作用、抗炎症作用で関節の破壊を止めて進行を遅らせます。	血液・肝・腎障害、だるい、息切れ、皮下出血など

6 かかわりの好事例

　Aさんは最近、倦怠感があり、食欲もなく、肩痛のために腕を上げるのもつらく、うつ傾向になって家に閉じこるようになりました。徐々にADLも低下していき、独居のため生活支援でヘルパーが訪問していますが、暗い表情で無気力です。本人は「病院へ行っても、整骨院へ行っても、なにをやっても変わらない。そのうちに自分のこともできなくなるんじゃないか」と不安を抱えていました。

　ヘルパーは、Aさんの肩が上がらないだけではなく、3か月前から両手の痛みを訴えていたことが気になっていました。特に朝、手が使いにくく、それから徐々に肩が上がらなくなってきたとのことでした。ヘルパーはその症状がリウマチの症状に似ていると感じていました。また、Aさんと話していると、病院では肩が痛くて上げられないことしか医師に話していないことを知りました。そこで、3か月前からの症状を受診の際に医師に伝えることを提案しました。

　Aさんはヘルパーの提案を受け入れて再度受診しました。その結果、リウマチの診断を受け薬物治療が始まりました。薬により痛みは嘘のようになくなり、Aさんの生活は徐々に元に戻っていきました。

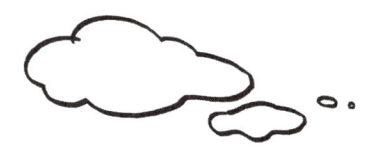
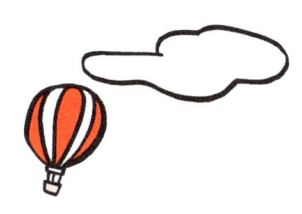

24 白内障・緑内障・加齢黄斑変性症

眼科

1 どんな病気？

　白内障は、カメラに例えるとレンズに相当する水晶体が混濁するために起こります。ほとんどが老化に伴う老人性白内障です。水晶体のタンパク質が変性するのが原因ですが、詳しいメカニズムはまだわかっていません。

　緑内障は、眼圧（眼球内の内圧）が高いために、視神経が圧迫されて起こります。眼圧が上がる原因はほとんど不明ですが、目の隅にある隅角（ぐうかく）からの房水（ぼうすい）と呼ばれる液体の排出が悪くなると、眼圧が高くなります。

　加齢黄斑変性症（かれいおうはんへんせいしょう）は網膜の中心部の黄斑に変性が生じます。黄斑には物を見る上で欠かせない視細胞が多く集まっていて、進行すると失明の原因となります。黄斑部になぜこのような病変が起こるのかはまだ解明されていません。しかし、加齢とともに黄斑部の色調が変化していることがわかっています。加齢黄斑変性症には萎縮型と滲出型があります。萎縮型は網膜色素上皮というところが萎縮して視力が低下し、滲出型は脈絡膜というところから異常な新しい血管が侵入して網膜を障害して視力を低下させます。加齢黄斑変性症はもともと欧米に多く、わが国では少なかったのですが、近年、日本でも増えています。これは、高齢化や食生活の欧米化、さらに目の老化を促進する光（紫外線など）刺激を受ける機会が増えているからではと考えられています。

図 ● 目の構造

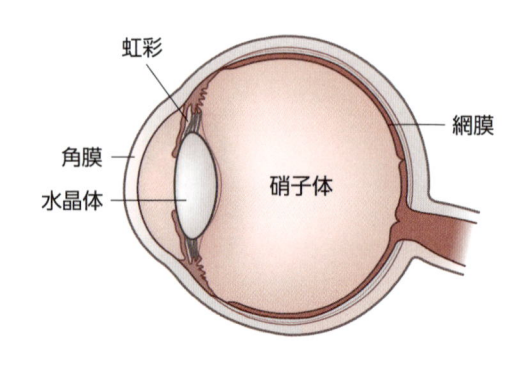

虹彩
網膜
角膜
水晶体
硝子体

2 症状

　それぞれ特徴的な症状がありますので、その症状を早期に発見して受診し対応することが必要です。

　白内障は水晶体の老化現象なので誰もがなる病気です。ただ、個人差がありますから手術が必要な方も、点眼薬だけの方も、特に何も処置なく経過する方もいます。症状としては、視力の低下、明るい場所にいるとまぶしい、目が疲れる、ものがかすむ、老齢にもかかわらず近視化するなどがあります。進行のスピードは個人差があり、早く進む人も、ほとんど進まない人もいます。

　緑内障は、眼圧が上がることによりいろいろな症状がみられます。初期にはあまり自覚症状はありませんが、霧視（ぼんやりとかすんで見える）、視野がせまくなる、視力が低下するなどが現れます。急性の場合は、目の痛み、激しい頭痛や吐き気などがみられ、他の病気と間違われて失明するなどの危険が伴います。

　加齢黄斑変性症では、中心部分が歪んで見える、視野の中心が暗くなる、視力が低下する、色覚異常が生じ色がわからなくなるなどがあります。そのため、運転ができなくなるなど、生活上に大きな支障をきたします。加齢黄斑変性症は進行すれば失明のリスクもあります。家庭でも将棋盤や障子の格子で簡単にチェックできますので、定期的に調べましょう。もし加齢黄斑変性症が疑われれば、すぐに眼科を受診します。

図 ● 加齢黄斑変性症のセルフチェック

片目ずつ中心にある黒丸を見てください。碁盤がゆがんで見えたり、中心が見えにくい場合は、医師に相談しましょう。

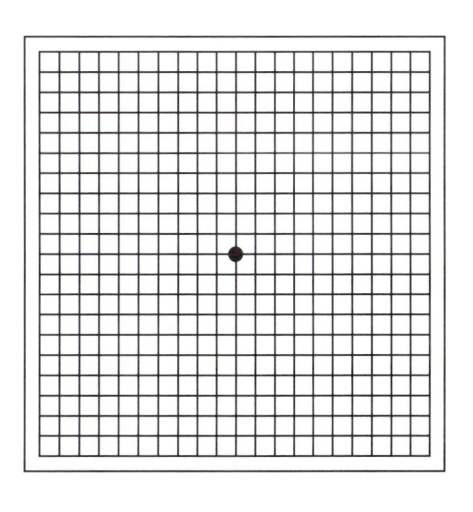

3 観察とケアのポイント

　白内障・緑内障・加齢黄斑変性症で視力低下や失明に至ると、日常生活に大きな支障をきたします。症状を観察したら、医療機関へつなぎ早期から適切な治療を受けることが重要です。

　特に急性緑内障は、その症状が強い頭痛のため内科を受診してしまい、発見が遅れた結果、失明に至ることもあり適切な対応が必要です（眼科の可能性があることも頭の隅に置くこと）。

 **観察ポイント**

身体的側面 ▶ 視力障害（視力低下・かすみ目・二重に見える・物が黄色っぽく見える・ゆがんで見える・視野の中心が黒くなる・充血・視野狭窄・失明など）
　　　　　　　　随伴症状（頭痛・吐き気・眼痛など）

精神的側面 ▶ 不安・恐怖・悲しみ・ストレスなど

社会的側面 ▶ 生活環境（太陽光・紫外線・栄養・薬物・喫煙・肥満・遺伝的素因など）

ケアのポイント

1　症状から早期発見と早期治療
2　禁煙・バランスの取れた食事など身体環境整備など
3　適切な薬物療法の管理
4　身の回りの危険物除去などの生活環境整備
5　失明などに対する不安への精神的支援

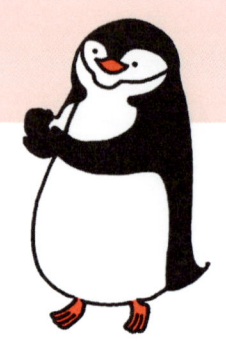

4 予防と治療

　白内障の治療は、薬で進行を遅らせる方法と、水晶体を摘出して、「眼内レンズ（人工水晶体）という特殊なレンズを代わりに入れる手術があります。どちらを選ぶかは患者さんの年齢や目の状態により判断されます。なお、白内障の手術は、かつては1週間の入院が必要でしたが、最近では医療光学（顕微鏡）の発達や、超音波手術の進歩などで日帰り手術も可能です。

　緑内障の治療は、薬で眼圧をコントロールするか、房水の出口を広げたり、流れを変えたりして、眼圧を下げるレーザー治療や手術を行います。

　加齢黄斑変性症は、治療法がまだ確立していませんが、眼球注射による薬物療法として血管内皮増殖因子を阻害して、新しい異常な血管を退縮させる治療があります。また、レーザー治療が有効で、レーザー光線を照射して新生血管を焼き固める光凝固という方法もあります。

5 よく使われる薬と服薬時の注意点

　白内障、緑内障、加齢黄斑変性症に対する薬物療法は、根本治療ではありません。進行や悪化を抑える治療です。そのため、長期間の薬の治療が必要です。

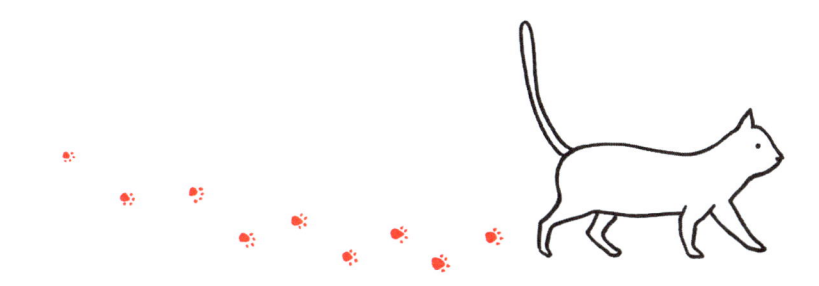

主な医薬品（白内障・緑内障・加齢黄斑変性症）

1 ● 白内障治療薬

主な商品名	一般名	効 能	副作用
●カタリン ●カリーユニ	●ピレノキシン	白内障の進行を抑えます（混濁した水晶体を治療する薬ではありません）。	刺激感、掻痒感、結膜充血など 黄疸、発疹、掻痒感など
●タチオン	●グルタチオン		
●チオラ	●チオプロニン		

2 ● 緑内障治療薬

主な商品名	一般名	効 能	副作用
●チモプトール ●ミケラン ●ハイパジール ●ニプラノール ●ミロル	●チモロールマレイン酸塩 ●カルテオロール塩酸塩 ●ニプラジロール ●レボブノロール塩酸塩	房水の産生を抑えて眼圧を下げます。	刺激感、充血、かゆみなど
●トルソプト ●エイゾプト	●ドルゾラミド塩酸塩 ●ブリンゾラミド	目の毛様体に存在する、ある酵素を阻害し、房水の産生を抑えて眼圧を下げます。	刺激感、発疹、発赤、皮膚の熱感、かゆみなど
●キサラタン ●ルミガン ●レスキュラ	●ラタノプロスト ●ビマトプロスト ●イソプロピルウノプロストン	プロスタグランジン受容体に作用し、房水の流出を促して眼圧を下げます。	目の充血虹彩（茶目の部分）の色素沈着など
●サンピロ	●ピロカルピン塩酸塩	副交感神経を刺激して眼圧を下げます。	目の充血、まぶたの腫れ、目のかゆみなど

3 ● 加齢黄斑変性症に使う治療薬（注射薬）

主な商品名	一般名	効能	副作用
● マクジェン ● ルセンティス ● アイリーア	● ペガプタニブナトリウム ● ラニビズマブ ● アフリベルセプト	血管内皮増殖因子を阻害して新しい異常な血管を退縮させます。	角膜浮腫、飛蚊症（ひぶん）など

6 かかわりの好事例

　訪問介護でうかがうAさんは、このところ頭が痛い、ときどき吐き気もあると言って元気がありません。ヘルパーは風邪かと思い、発熱やのどの痛み、鼻水や咳・痰等が無いかを観察しましたが、その症状はありません。頭痛なので脳血管疾患も心配と思い、血圧や手足の動きに左右差が無いか、話し方や動きに変化が無いか観察しましたが、そうしたことはありません。便秘や下痢などの消化器症状も観察しましたが、それも問題なさそうです。

　テレビを見ていたAさんが「この頃、何となく見え方がおかしいの。部分的に見えない場所があるような気がするのよ」と話したので、緑内障かもしれないと思い、ケアマネジャーに伝えました。その結果、Aさんは眼科を受診し、緑内障ということがわかりました。早めに治療を開始することができ、Aさんの頭痛は軽減されて元気が戻ってきました。

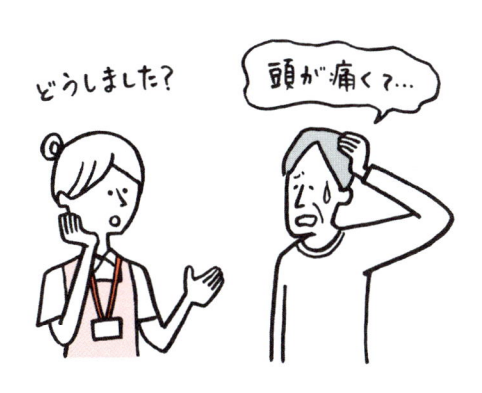

25 帯状疱疹(ヘルペス)

皮膚科

1 どんな病気？

　帯状疱疹(たいじょうほうしん)はヘルペスウイルスによって発病します。ヘルペスは疱疹という意味です。子どものころ、このウイルスに感染すると「水ぼうそう」(水痘(すいとう))として発症します。水痘が治った後もこのウイルスは体内の神経節に長い間、潜伏しています。大人になり、加齢、過労、ストレスなどが原因で免疫力が低下すると、潜んでいたウイルスが再び活動を開始します。60〜70代に多く見られる病気です。

2 症状

　身体の左右のどちらかにピリピリと刺すような痛みがでます。その後、赤い斑点が現れ、そして帯状疱疹の名の通り、小さな水疱が帯状に現れるのが特徴です。赤い斑点や水疱は通常は2〜3週間で色素沈着を残して消失します。通常は、痛みも徐々に消えますが、なかには痛みやかゆみが残ることがあります。これを「帯状疱疹後神経痛」と言います。急性期の炎症により神経に強い損傷が生じて起こる後遺症です。帯状疱疹後神経痛を起こさないためにも、早めに抗ウイルス薬を使用する必要があります。

3 観察とケアのポイント

　帯状疱疹は、再活性化を示すウイルスの神経領域に一致して症状が出現します。初期には、皮膚の痛みはあっても、必ずしも見た目の皮膚変化は伴いません。ですが、時間が経つにつれて徐々に赤みや水疱を伴うようになります。特に免疫力が落ちた時やストレスが強い時になりやすい病気です。

　普段は痛くない場所が急に痛み始めた場合、特に皮膚の表面の痛みで一側性の場合は帯状

疱疹の前兆の神経痛を疑います。痛い部分にピンク色の斑点が出ていないかよく観察し、本人にも皮膚に変化が現れたら、すぐに申し出るように伝えます。薬物療法は治療開始が遅れるほど後遺症の神経痛が起こりやすくなるので、疑われたら早期に医療機関につなげます。

観察ポイント

身体的側面 ▶ 痛みやかゆみ（いつから・どこが・どのように・神経に沿って痛みや症状があるか・帯状疱疹後神経痛の有無）
皮膚状態（発赤・水疱・熱感など）
随伴症状（発熱・頭痛・角膜炎・結膜炎・耳鳴り・難聴など）

精神的側面 ▶ ストレス・抑うつ・不眠など

社会的側面 ▶ 水ぼうそうの既往・生活環境・栄養状態・他の病気や疲労など

ケアのポイント

1 帯状疱疹を重症化させないために、早期発見と早期受診・治療
2 ストレスの除去
3 心身の安静
4 痛みのある部位を冷やしたり、刺激しない
5 適切な薬物療法の管理

4 予防と治療

　予防法としては、50歳以上の方には水痘ワクチン接種の適応があります。年齢とともに水痘への免疫が弱まることにより帯状疱疹が発症するため、ワクチン接種により発症を予防したり、あるいは発症しても軽く済むことが期待できます。

　治療は、抗ヘルペスウイルス薬の服用がメインです。この薬で、急性期の炎症を和らげて、症状が消失するまでの期間を短くします。また、消炎鎮痛剤の服用や外用薬も併用します。

神経痛などの後遺症を残さないように、できるだけ早い段階での抗ヘルペスウイルス薬での治療を行います。早期発見、早期治療が大切です。

ワンポイント

① 皮膚の水疱や唾液中にウイルスが存在しているので、水痘を経験したことがない人に滲出液（しんしゅつえき）がつくと水痘がうつります。急性期には空気感染や飛沫感染もします。経験した人には免疫があり、うつりません。
② 持病あるいは疲労、ストレスなどで免疫力が低下している方が発症しやすいです。
③ 発症中、発症後は体力の回復を図るため身体を安静にするように促します。
④ 早期治療ができなかったり、高齢者や糖尿病を併発している場合は、帯状疱疹後神経痛が残りやすいので注意します。

5　よく使われる薬と服薬時の注意点

　抗ヘルペスウイルス薬の服用がメインとなります。軽症の場合は服薬で治療しますが、重症の場合は入院して点滴治療をする場合もあります。そして、痛みを和らげるために消炎鎮痛薬を併用します。また、帯状疱疹後神経痛にも消炎鎮痛薬を使いますが、激しい痛みには神経障害性疼痛緩和薬や抗てんかん薬、抗うつ薬、弱オピオイド鎮痛薬を使用することもあります。それでも場合によっては、頑固な痛みが長期間続くことも珍しくありません。

豆知識　三叉神経痛

　いわゆる三叉神経痛は特発性三叉神経痛と呼ばれ、帯状疱疹後の三叉神経痛とは原因が異なり、区別されます。したがって、治療法も異なりますが、薬物療法は共通している部分があります。

主な医薬品（帯状疱疹・ヘルペス）

1 ● 抗ヘルペスウイルス薬

主な商品名	一般名	効能	副作用
●ゾビラックス ●アラセナ-A ●バルトレックス ●ファムビル ●アメナリーフ	●アシクロビル ●ビダラビン ●バラシクロビル塩酸塩 ●ファムシクロビル ●アメナメビル	ヘルペスウイルスの増殖を抑えます。	下痢、吐き気、発疹など

2 ● 解熱鎮痛薬

主な商品名	一般名	効能	副作用
●ロキソニン	●ロキソプロフェンナトリウム水和物	疼痛を緩和します。	胃炎、腎障害、発疹、かゆみなど
●カロナール	●アセトアミノフェン	疼痛を緩和します。	胃炎、肝障害、発疹、食欲不振など

3 ● 神経障害性疼痛緩和薬

主な商品名	一般名	効能	副作用
●リリカ	●プレガバリン	神経性障害疼痛を緩和します。	口渇、便秘、めまい、眠気など
●タリージェ	●ミロガバリンベシル酸塩		

4 ● 抗うつ薬・抗てんかん薬

主な商品名	一般名	効能	副作用
●サインバルタ ●ガバペンチン	●デュロキセチン ●ガバペンチン	神経障害性疼痛を緩和します。	口渇、眠気、めまい、立ちくらみ、便秘など

主な商品名	一般名	効能	副作用
● ノイロトロピン	● ワクシニアウイルス接種家兎炎症皮膚抽出液	マイルドな鎮痛作用で補助的に使います。	発疹、食欲不振など

6 かかわりの好事例

　ヘルパーが食事づくりにAさんのお宅を訪問すると、浮かない顔をしていました。「Aさん、どうされましたか？」「なんか頭が痛くて…」と話されます。ヘルパーは、バイタルサインを測りましたが熱があるわけでもなく、大きな変化はありません。特に手足の感覚や握力にも左右差は無く、脳血管疾患の可能性も低いと思われました。

　「いつから痛みますか？」「昨日の夜から痛いんだよ」「ずっと痛いのですか？」「ずっとじゃないんだけど、繰り返す感じで。急に痛くなって…。あっ、痛い！」「今までにこんな痛みはありましたか？」「初めてだよ。なんでこんなに痛いんだ…」「どんな痛みですか？」「頭の表面がピリピリしたような、時々ズッキンって痛いような」「かゆみは無いですか？」「無いよ。とにかく痛い、あっ！　痛い！　もう助けてくれ。嫌な痛みだ！」「吐き気やめまい、他の症状は無いですか？」「無いよ」「ちょっと見せてくださいね。顔の方はどうですか？」「顔は大丈夫だよ」「先週は風邪で具合が悪くて、食事も摂れなくて困っていましたよね。体調が戻っていないんだと思います。受診したほうがいいと思います。ケアマネさんにお伝えして対応してもらいましょうか」「そうだな」。受診の結果、発疹もあり帯状疱疹と診断されました。受診が早かったので、抗ウイルス薬の治療が行われて後遺症の神経痛も残らずにすみました。

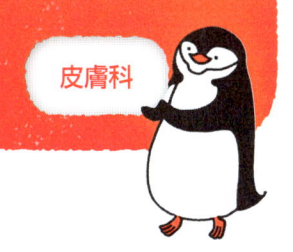

26 褥瘡（床ずれ）

皮膚科

1 どんな病気？

褥瘡（床ずれ）は寝たきりなど、長時間同じような姿勢でいると起こりやすい皮膚の病気です。布団やマットに接した皮膚が体重で圧迫されて、血行不良が生じて、組織が壊死して、ただれた状態です。進行すると、皮膚だけでなく、皮下組織や筋肉などが損傷されることもあります。

褥瘡ができやすい部分は、たとえば仰臥位では、腰の仙骨、踵、後頭部、背骨など、骨が出ているところです（図）。車いすに長時間に座っている場合は、肩甲骨部、ひじ関節、臀部（坐骨）などです。

体力が低下している人や栄養状態が悪い人は褥瘡が肺血症など重症感染症の原因になることがありますので、栄養バランスの良い食事を摂ることも大切です。

図●褥瘡の好発部位

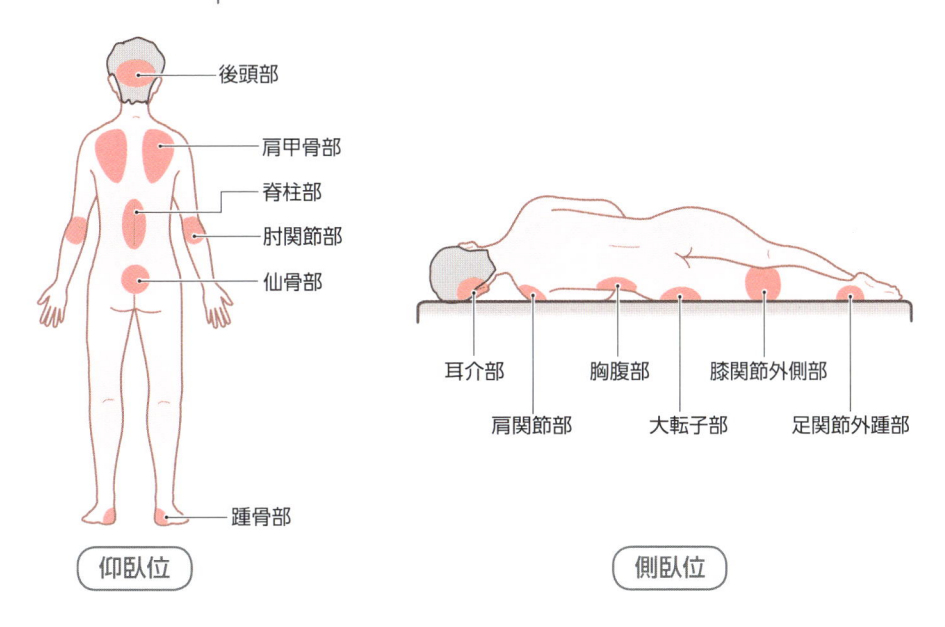

| 仰臥位 | 側臥位 |

仰臥位：後頭部、肩甲骨部、脊柱部、肘関節部、仙骨部、踵骨部

側臥位：耳介部、肩関節部、胸腹部、大転子部、膝関節外側部、足関節外踝部

2 症状

　最初は骨が出ているところや体重で圧迫されているところの皮膚が赤くなります（発赤）。手で押しても赤みが消えません。そのままにしていると、ただれたり、水ぶくれができたりします。さらに進行すると、皮膚の深部まで損傷が拡がります。そして、筋肉や骨にまで損傷が及びます。褥瘡の進行度はⅠ度〜Ⅳ度まであります（表）。

表 ● 褥瘡の進行度

進行度	褥瘡の状態	特記事項
Ⅰ	圧迫された部位に発赤、びらん 表皮内のみの損傷	
Ⅱ	損傷は真皮に及ぶ	皮膚潰瘍が生じる
Ⅲ	損傷は皮下脂肪層に及ぶ	細菌感染が起こりやすい
Ⅳ	損傷は筋肉、骨まで進む	敗血症を起こす危険性がある

3 観察とケアのポイント

　褥瘡は、上記の表のように、Ⅰ度からⅣ度までの進行度によって、症状や治療が変わります。Ⅰ度の発赤は指で押しても赤みは消えないことが特徴です。表皮内のみの損傷にとどまっているⅠ度のときに対応することが悪化を防止する重要なポイントになります。さらに、全身状態や環境によっても、進行に大きな違いが生じますので、全身状態の観察と環境整備などの適切なケアが求められます。

 **観察ポイント**

身体的側面 ▶ 栄養不足・清潔状態・痛み・運動やADLの様子・るいそう・随伴症状（発熱）
など
皮膚状態（発赤・びらん・皮膚潰瘍の形成・皮下組織や筋肉・骨まで進んで
ポケット状になっている・真っ黒に変色している・多量の浸出液・濃など）

精神的側面 ▶ 抑うつ・無気力・悲しみ・苦しみなど

社会的側面 ▶ 生活環境（マットレス・寝具のしわ・長く続く圧迫・室温・湿度など）
介護環境（介護者・介護方法・適切な福祉用具の選択・体位変化の様子・
食事環境・清潔環境など）

ケアのポイント

1 適切な全身状態の管理（バイタルサイン・意識状態・栄養状態改善・清潔保持・薬物療法
管理・精神面の支援など）をする

2 早期発見（皮膚の発赤の時点で医療機関につなげる。発赤部分のマッサージはしてはいけ
ない。早期治療が受けられるように情報共有と円滑なチームケア）

3 生活環境整備（適切な福祉用具の使用と変化に応じた変更・介護力の強化・体位変換やし
わの除去など介護方法の徹底など）

4 適切な薬物療法の管理

4 予防と治療

予防としては、定期的な体位変換（通常2時間ごと）をします。30度側臥位（そくがい）が褥瘡の治
療と予防には良い体位です。

治療は患部を清潔に保ち、感染を防ぎます。また、皮膚潰瘍内に壊死組織がある場合は
外科的処置で取り除きます。

現在、在宅で介護を受けている人のなかで、約12万人が褥瘡に罹っていると言われてい
ます。観察とケアのポイントに注意して早めに対応し予防することが大切です。

- 皮膚が赤くなっていたら医師や看護師に相談する。
- 赤くなった部分がこすれることやマッサージは禁物。
- 歩行や運動は予防に効果がある。
- 栄養状態（特にタンパク質）を良くするよう気をつける。
- 骨ばってやせている人には軟らかいマットレスを使用する。
- できるだけ体位変換する。

5　よく使われる薬と服薬時の注意点

　皮膚の損傷が浅い場合は、ドレッシング材（被覆剤）で患部を保護して、適度の湿り気を保ちます。損傷が深い場合は、外用薬による薬物療法を行います。症状に合わない薬を使用すると悪化することがあるので、皮膚の湿潤や汚染などをよく観察して、症状の変化を医師や薬剤師、看護師に相談します。なお、褥瘡の処置は医療行為ですので介護職はできませんが、体位変換で予防をします。

6　かかわりの好事例

　Aさんは、大腸がんの末期ですが、在宅での最期を望まれています。ヘルパーは、おむつ交換と清潔ケアで訪問しています。

　ここ2日間は、何も食べていません。昨日から点滴も始まりました。痛みのコントロールはできています。今日のおむつ交換時にヘルパーは、仙骨部に発赤があることに気がつきました。全身状態の悪化と栄養の低下、体動の低下から褥瘡の危険があると考えてワセリンで皮膚保護をして体位変換で仙骨部の圧迫を避けました。家族にも仙骨部の圧迫を避けるための体位変換の指導をしました。さらに、サービス提供責任者へ状況を伝え、ケアマネジャーに情報を伝えることにより、エアーマットが導入されました。訪問看護師からは、栄養剤を医師に相談し、導入されました。早急に対応したことにより、翌々日には仙骨部の発赤は消えていました。

主な医薬品（褥瘡・床ずれ）

主な商品名	一般名	効能	副作用
●ユーパスタ ●ソアナース ●カデックス ●ヨードコート	●白糖・ポビドン ヨード配合 ●ヨウ素	清浄効果と殺菌作用があります。	発疹、灼熱感など
●アズノール	●アズレン	肉芽の形成を促進して、血流を改善します。また炎症を抑えて床ずれを縮小します。	軽い皮膚の刺激感など
●亜鉛華軟膏 ●リフラップ ●アクトシン ●プロスタンディン ●ソルコセリル ●イサロパン	●亜鉛華軟膏 ●リゾチーム塩酸塩 ●ブクラデシンナトリウム ●アルプロスタジルアルファデクス ●幼牛血液抽出物 ●アルクロキサ		
●ゲーベン	●スルファジアジン銀	抗菌作用により感染を防ぎます。傷口を治し、肉芽・表皮の形成を促進します。	過敏症など
●オルセノン ●フィブラスト	●トレチノイントコフェリル ●トラフェルミン	壊死した組織に肉芽腫の形成を促進させ表皮を形成し、血流を増やします。	皮膚の発疹、発赤、かゆみなど
●ブロメライン	●ブロメライン	壊死組織を除去します。パイナップルのタンパク分解酵素から作られます。	発赤など

注）上表の薬剤は、すべて外用薬です（軟膏、外用散剤、貼付剤、クリーム剤、スプレー剤です）。

27 かゆみ（皮膚疾患）

1 どんな病気？

　かゆみは皮膚に現れる異常感覚です。かゆみの原因となる物質は、アミノ酸やタンパク質、ヒスタミンです。それらが表皮や粘膜の上皮で神経を刺激することで生じます。高齢者のかゆみには表のようにいろいろな原因があります。

表 ● 高齢者に見られるかゆみ

かゆみが発症する病気	原因など	特　徴
老人性皮膚掻痒症	加齢による新陳代謝の低下	発疹がないのにかゆい
乾皮症	皮膚の乾燥	冬や夜間に激しいかゆみが現れる
疥癬	疥癬虫（ヒゼンダニ）の感染	指間、下腹部、外陰部などやわらかい部位に、かゆみ、ブツブツが現れる
白癬	カビ（白癬菌）が原因	いわゆる水虫。9割は足にできるが手や体幹にも感染する
カンジダ症	カビ（カンジダ）が原因	肛門、陰部などに発疹、かゆみが現れる
内科的な病気	糖尿病、甲状腺機能亢進症、がん、肝臓や腎臓の機能低下	かゆみが現れる
薬の副作用	降圧薬、利尿薬など	かゆみが現れる
蕁麻疹	①アレルギー性のタイプ ②非アレルギー性のタイプ	①原因（アレルゲン）を確かめて治療する ②多いタイプ。たとえば、変質した食べ物を摂ったなど原因を確かめて治療する

2 症状

　老人性皮膚掻痒症や乾皮症は、空気が乾燥する冬に身体的な異常がないのに激しいかゆみを覚えます。夜にかゆみが増し、掻きむしると皮膚に発赤、湿疹、ただれを作り、治療が長引きます。

　疥癬はヒゼンダニが皮膚の角質に住み着いて起こる皮膚炎です。寄生後約1〜2か月後に激しいかゆみやぶつぶつが生じます。

　白癬はいわゆる水虫です。多くは足にでき、赤くジュクジュクになって皮がむけたり、白くふやけてプヨプヨになります（趾間型）。かゆみが強く、小さな水疱ができたり（小水疱型）、足裏やかかとがカサカサになって、角質が厚く硬くなり、皮膚がむけたり、ひび割れ手を伴う（角質増殖型）こともあります。

　高齢者に多いのが爪白癬で、進行すると足の爪が肥厚して変形し、足の痛みに発展して姿勢や歩行の障害となりますので、早めの治療が大切です。

　蕁麻疹は、皮膚の激しいかゆみと赤みを伴った膨疹（ふくらみ）が見られます。比較的短期間で消失しますが、次々と新しく現れるので長く続いているように感じます。発症後、症状が1か月以内に消失するものを急性蕁麻疹と言い、1か月以上続くものを慢性蕁麻疹と言います。蕁麻疹の原因は、食べ物、ストレス、暑さ・寒さによる刺激、そして原因が不明なものもあります。

3 観察とケアのポイント

　かゆみは、いろいろな原因がありますが、高齢者に特に目立つのは、皮膚の乾燥から起こるかゆみです。高齢者の皮膚は、老化により皮膚自体の潤いを保つ肌の皮膚成分や天然保湿成分が減少したり、皮脂を作りだす機能が低下するためにかゆみが起こる場合が多く、湿疹などが無いにもかかわらずかゆみがあったり、皮膚表面がザラザラしたり、浅いひび割れができていたり、表面に白い粉がふいたような状態になります。

皮膚の乾燥でかゆみが増す原因は多様ですから観察ポイントも多様です。いずれにしても、皮膚に対する刺激を少なくすることが大事です。

また、高齢者は白癬菌による皮膚疾患も多いです。手や足にできる水虫だけではなく、身体や陰部、爪にも症状がでます。疑われる場合は、早めに医療機関へつなぎ、薬物療法、清潔保持も含めて適切なケアが行われるように支援します。

 **観察ポイント**

身体的側面 ▶ 痒みの部位（手足・脇・体幹・頭・神経に沿って・爪・陰部・口や鼻周りなど）
皮膚の状態（発疹・丘疹・湿疹・水疱・ひび割れ・乾燥と粉ふき・爪の肥厚・熱感・発赤・紅斑・腫脹・亀裂・湿潤・色素沈着・びらん・濃疱・結節・掻き傷など）
その他（食事、水分摂取状況・かゆみ増強の時間や状況）

精神的側面 ▶ いらだち・怒り・焦燥感・悲しみ・孤独感・抑うつ・ストレスなど

社会的側面 ▶ 生活環境（乾燥・暖房・湿気・衣類・清潔・ダニなど・洗剤・化粧品・保湿剤・入浴の回数や方法・洗浄の状況・保湿方法・介護環境など）

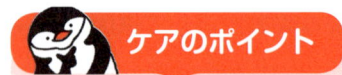 **ケアのポイント**

1 観察内容の情報共有
2 状況に合わせた清潔保持や食事支援・水分保持
3 皮膚の状態に合わせた保湿・衣類や洗剤の変更
4 軟膏塗布支援・内服薬の確認と副作用の早期発見と医療機関との連携
5 疥癬など感染症の場合は、二次感染防止
6 フットケア、爪白癬の爪切り（医師や看護師が行う）

4 予防と治療

　苦痛である今のかゆみをまず取り除くことが必要ですが、かゆみの原因を調べて、根本的な治療・予防をします。特にかゆみが強い場合は、掻きすぎて患部を壊さないよう注意します。掻き傷から細菌感染して、さらに悪化することもあります。

生活上の留意点

　入浴の際、ナイロンタオルなどで皮膚をこすりすぎると、皮脂も取れすぎてしまうので注意します。また、石鹸やシャンプーも使いすぎるとかゆみの原因になります。

　疥癬の治療にはヒゼンダニを殺す駆虫剤を使います。また、ヒゼンダニは熱に弱く、50℃以上のお湯に10分間浸すと死滅します。下着や寝具はよく洗濯して日光に当てて干し、入浴して疥癬を予防します。

　白癬菌は乾燥に弱いので、毎日足浴し、発病部位だけでなく足の指の間や足背も含め、足全体に薬を塗り、空気にさらして乾燥させます。靴下は通気性の良いものにします。見た目には治ったように見えても、白癬菌は残っているので、最低1か月間は塗り薬を続けます。また、バスマットなどは日光消毒などをし、乾燥させ、二次感染を防ぎます。

　蕁麻疹は原因を早く突き止め、その原因となる食べ物、刺激やストレスなどを極力減らし、除去することが症状の悪化や今後の予防につながります。

5 よく使われる薬と服薬時の注意点

　かゆみが軽い場合は外用薬のみでの治療が主体です。これで効果がない場合は、ステロイドの外用薬を使います。しかし、ステロイドの外用薬は長期に使うと副作用がでやすいので、症状が軽快すれば元の外用薬に変更します。

　かゆみが強い場合は、内服の抗ヒスタミン薬を使います。

　爪白癬はテルビナフィンなどの抗真菌薬（抗白癬薬）の内服で治療します。内服薬の副作用（肝臓障害など）が気になる場合は、外用薬を使用します。

主な医薬品（皮膚疾患）

1 ● 外用薬（保湿薬）

主な商品名	一般名	効能	副作用
● プロペト ● ヒルドイド ● ケラチナミン ● ザーネ ● ユベラ	● 白色ワセリン ● ヘパリン類似物質 ● 尿素 ● ビタミンA ● トコフェロール酢酸エステル	皮膚の乾燥を防ぎ、角質を柔らかくします。	過敏性、紅斑、掻痒など

2 ● 外用薬（鎮痒薬）

主な商品名	一般名	効能	副作用
● オイラックス ● オイラックスH	● クロタミトン ● クロタミトン・ヒドロコルチゾン配合	皮膚のかゆみを抑えます。	皮膚の刺激感、熱感など

3 ● 外用薬（ステロイド薬）

主な商品名	一般名	効能	副作用
● リンデロン-V ● リドメックス ● アンチベート	● ベタメタゾン吉草酸エステル ● プレドニゾロン吉草酸エステル酢酸エステル ● ベタメタゾン酪酸エステルプロピオン酸エステル	ステロイド薬は皮膚の炎症に強い効果があります。	皮膚が薄くなる、赤くなる、皺が増える

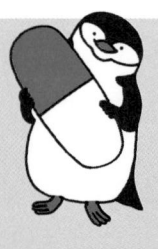

4 ● 抗真菌薬（抗白癬薬）

主な商品名	一般名	効能	副作用
● ラミシール ● イトリゾール	● テルビナフィン塩酸塩 ● イトラコナゾール	強い抗真菌作用があります。爪白癬にも効果があります。	内服薬では、肝機能障害、発熱、口内炎など
● アデスタン ● フロリードD ● ニゾラール ● アスタット ● ルリコン	● イソコナゾール硝酸塩 ● ミコナゾール ● ケトコナゾール ● ラノコナゾール ● ルリコナゾール	真菌の増殖を抑制します。	皮膚炎、かぶれ、かゆみ、軽い刺激感など

5 ● 抗ヒスタミン薬

主な商品名	一般名	効能	副作用
● レスタミンコーワ ● ポララミン ● アリメジン ● アタラックス ● アレグラ ● アレロック ● ザイザル ● ビラノア ● クラリチン	● ジフェンヒドラミン ● dクロルフェニラミンマレイン酸塩 ● アリメマジン酒石酸塩 ● ヒドロキシジン ● フェキソフェナジン塩酸塩 ● オロパタジン塩酸塩 ● レボセチリジン塩酸塩 ● ビラスチン ● ロラタジン	ヒスタミンの受容体をブロックして、かゆみを強く抑えます。	眠気、倦怠感、目がかすむ、排尿困難、便秘など

6 ● 駆虫剤

主な商品名	一般名	効能	副作用
● ストロメクトール	● イベルメクチン	ヒゼンダニを駆除します。	吐き気、痒み、めまいなど
● スミスリン	● フェノトリン	ヒゼンダニの神経を麻痺し死滅させます。	けいれんなど

6 かかわりの好事例

　Aさんは94歳の女性で、要介護5で寝たきりの状態です。認知症のため自分の意思を発語で表すことができません。ヘルパーは、おむつ交換と清潔ケア、水分補給などで10時と15時に訪問しています。

　この頃、ヘルパーは気になっていることがありました。Aさんの体に掻き傷があるのです。本人はかゆいとも何とも言いませんし、訪問時に掻いている様子もありません。どうも、夜間になると掻いているようです。皮膚は乾燥していて、白い粉がふいているところもあります。自分では、かゆいと訴えることができないAさんですが、ヘルパーは乾燥によるかゆみがあるのではないかと考え、家族に状況を伝えました。

　往診で医師に伝えると、老人性皮膚掻痒症と診断され軟膏が処方されました。併せて、訪問入浴時には、保湿剤の入った入浴剤を使用し、石鹸やナイロンたわしは使用せずに洗身し、入浴後にも保湿剤を塗って皮膚を保護し、下着も綿に変えて刺激を少なくしました。すると徐々にAさんの皮膚は、乾燥が減ってきました。それとともに、掻き傷も見られなくなりました。

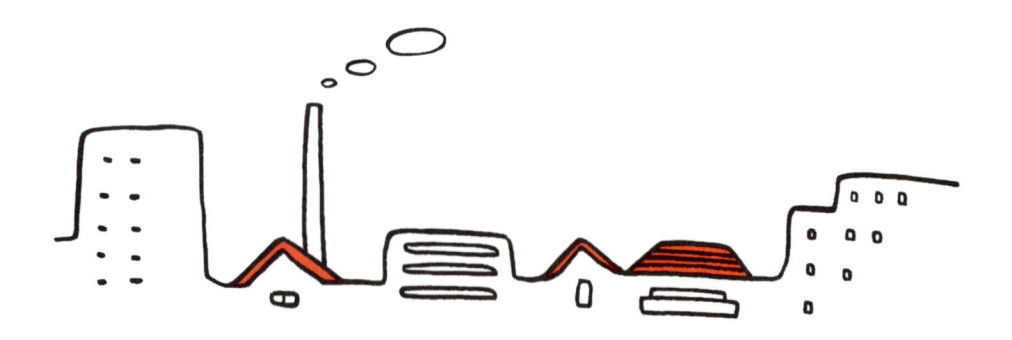

28 尿失禁(尿もれ)

1 どんな病気？

　普通は膀胱の中に尿が溜まっても、水道の栓の役割をする外括約筋で締めているので尿はもれません。尿失禁が起こる原因は、主として2つあります。1つは腹圧性尿失禁で、外括約筋がゆるんでしまう場合です。栓がゆるんでいるため、尿がもれてしまいます。このタイプは女性に多く、特に出産経験が多い経産婦にみられます。

　もう1つは、膀胱の収縮が強すぎる切迫性尿失禁です。外括約筋が締めつける力よりも収縮する力が強くなり尿がもれてしまいます。神経因性膀胱の他、前立腺肥大症や加齢、尿路感染症など多くの原因があります。

　尿失禁の発症率は女性が男性の2倍以上と言われています。

2 症状

　腹圧性尿失禁では、咳やくしゃみ、大笑い、スポーツ・重いものを持ったときなど、腹圧がかかったときに尿がもれます。

　切迫性尿失禁では、突然起こる強い尿意とともに、トイレまで我慢できずに尿がもれてしまいます。たとえば、トイレに行った後、またすぐに尿意を感じて、下着をおろしている最中にもれたりすることがあります。

3 観察とケアのポイント

　尿失禁は、タイプによって原因も症状も違うため、それを理解していることが重要です。尿失禁は、誰にとってもとてもデリケートな問題です。症状に合わせた対応や、適切に医療機関へつなげるとともに、プライドを傷つけないように配慮してかかわることが重要です。

身体的側面 ▶ 尿の性状・尿もれの量・飲水量と尿量の関係・飲水時間や睡眠状態・排尿間隔や回数・尿意の有無・随伴症状（排尿時痛・発熱・血尿・皮膚疾患など）ADLと尿もれの関係・他の疾患との関係・認知機能・薬物の副作用など

精神的側面 ▶ 悲しみ・抑うつ・ストレス・羞恥心・自信喪失・生きがい喪失など

社会的側面 ▶ 排泄環境（場所・距離・福祉用具・障害物の除去・衣服と失禁など）介助環境（介助者・介助方法など）対人関係・経済的問題など

ケアのポイント

1 タイプに合わせた治療のための情報共有
2 羞恥心やプライドに配慮した対応
3 適切な薬物療法の管理
4 チームで情報共有して、排せつ環境や生活環境の整備
5 骨盤底筋トレーニングなど、必要時に適切なリハビリ
6 清潔保持
7 適宜、医療機関へつなげる

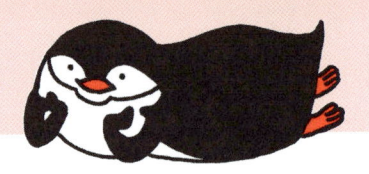

4 予防と治療

　尿失禁は、直接いのちにかかわることはありませんが、QOL（生活の質）を著しく阻害しますので、早めに医療機関を受診し、適切な治療を受けます。普段の生活では、尿意を我慢せず、早めにトイレに行く習慣をつけます。また、素早く脱衣ができるよう、前開きの下着を普段から着用するなど工夫します。過剰な水分の摂取、ビールなどのアルコールの摂りすぎも控えるようにします。

　腹圧性尿失禁の治療として、「骨盤底筋トレーニング」があります。肛門や膣の収縮・弛緩を1日50回くらい繰り返し、骨盤底筋力をつけます。

治療はまず、どのタイプの尿失禁かを調べますので、医師にできるだけ詳しく症状を伝えます。どんなときに尿失禁が起こるのか、尿失禁の量はどれくらいか、排尿の間隔はどれくらいか、夜間の排尿はどうかなどを具体的に話します。

5　よく使われる薬と服薬時の注意点

　薬による治療は切迫性尿失禁に有効です。よく使われる抗コリン薬は膀胱の知覚過敏を抑制し、β作動薬は膀胱の筋肉を弛緩させる作用があります。膀胱の筋肉を弛緩させて異常な収縮を抑えます。

　腹圧性尿失禁は薬による治療はあまり期待できませんが、α刺激薬やβ刺激薬が補助的に使われる場合があります。腹圧性尿失禁は体操などで治療できることもあります。また、軽い尿失禁の場合は、尿もれパッドが役に立つ場合があります。

6　かかわりの好事例

　Aさんは、脳梗塞の後遺症で左半身麻痺があります。ポータブルトイレで排泄していますが、この頃はシーツを尿で汚してしまうことが増えてきました。リハビリパンツは嫌がり、布パンツをはいています。家族は洗濯物が増えるためリハビリパンツをはいてほしいと言いますが、本人は「オムツなんて嫌！」と拒否しています。

　ヘルパーは排泄ケアと清潔ケアで訪問していますが、時々ベッドの下から汚れた布パンツが出てきます。部屋の中も尿臭があります。濡れた状態でいる時間が長いため、陰部にはただれがあり、ヘルパーはなんとかリハビリパンツに交換できないかと感じていました。

　冬の始まりで、寒い日が続きました。布パンツでは濡れて寒さを感じるはずです。そこで、おしゃれな色のリハビリパンツを持参してみました。そして、女性は年を重ねるたびに尿が漏れやすく、経産婦では特に尿もれに悩まれてリハビリパンツをはいている方がいること、おしゃれなリハビリパンツが売れていること、寒い時期には暖かくて具合がいいと話される方が多いこと、濡れても皮膚に対する刺激が少ないことなどを話しました。

　すると、「ピンク色のリハビリパンツを試してみる」と言って、はいてくれました。本当

主な医薬品（尿失禁・尿もれ）

1 ● 抗コリン薬

主な商品名	一般名	効能	副作用
● ポラキス ● ブラダロン ● バップフォー ● ベシケア ● ネオキシテープ ● プロ・バンサイン	● オキシブチニン塩酸塩 ● フラボキサート塩酸塩 ● プロピベリン塩酸塩 ● コハク酸ソリフェナシン ● オキシブチニン塩酸塩 ● プロパンテリン臭化物	切迫性尿失禁に有用。膀胱の異常な収縮を抑えます。 膀胱の容量が大きくなり頻尿・尿失禁や夜尿症が改善します。	口の渇き、便秘、眠気、目のちらつきなど

2 ● その他の薬

主な商品名	一般名	効能	副作用
● ベタニス ● ベオーバ	● ミラベグロン ● ビベグロン	β_3受容体作動薬 膀胱の緊張をゆるめます。	便秘、尿閉など
● スピロペント	● クレンブテロール塩酸塩	β刺激薬 腹圧性尿失禁に使用する場合があります。	振え、動悸、頭痛など
● トフラニール	● イミプラミン塩酸塩	抗うつ薬 主に小児の心身症的な原因による遺尿症、夜尿症にも使用します。	口の渇き、便秘、排尿障害など

は本人も困っていたのですが、オムツのようなパンツを自分がはくなんて許せないと思っていたのです。ヘルパーがプライドに配慮した下着を持参し、機能的であることを説明したことによって、一歩を踏み出せた事例です。

29 前立腺肥大症

1 どんな病気？

　前立腺は男性の膀胱の出口にあり、精液の一部を作る働きを担っています。男性にしかないので、「前立腺肥大症」は男性特有の病気です。前立腺は一般的には50歳くらいから肥大し、80歳の男性では約90％に肥大が認められています。進行に応じて第1期（軽度）、第2期（中程度）、第3期（重度）までの症状があります。

　前立腺の大きさは、健康な人では栗の実程の大きさですが、肥大が進むと卵くらいの大きさになります。原因は加齢と男性ホルモンが影響していると考えられていますが、はっきりとはわかっていません。前立腺が肥大すると、膀胱の尿の出口が圧迫され、尿が出にくくなるなど、さまざまな症状が現れます。

表 ● 病気の進行度合いによる主な症状と治療法

進行度	主な症状	主な治療法
第1期(軽度)	軽度の排尿困難がある。夜間の排尿回数が多くなる。	薬物療法・生活指導
第2期(中程度)	排尿困難が増し、残尿が現れる。通常、1回の尿量は約300mℓだが、約5〜20％の尿が膀胱内に残り、尿意切迫感が起こることがある。	薬物療法・生活指導
第3期(重度)	排尿ができない。尿失禁、腎臓に悪い影響を与え、腎障害を起こすこともある。	外科的な治療（内視鏡的手術、レーザー的手術など）・生活指導

2 症状

　頻尿（トイレに行く回数が増える）、夜間頻尿（夜間にトイレに起きることが増える）、尿が出にくい、残尿感がある、尿がもれる、尿閉（尿がまったく出ない）などの症状があります。これらの症状（特に夜間頻尿）が原因で睡眠不足などに悩まされます。

3 観察とケアのポイント

前立腺肥大症は、加齢に伴い発症する方が多い病気です。病気の進行によって症状も対応も変わります。肥大が進むと前頁で示した症状の他にも、血尿が出たり、尿路感染症で痛みや発熱などを伴うことがあります。さらに、尿が溜まっているのに出ない状態（尿閉）や膀胱に結石ができて痛みを伴ったり、尿漏れが起きたりします。尿閉になると、腎不全や尿毒症となって命に危険を及ぼす可能性もあるので、排尿障害は放置せずに医療機関へつなげることが重要です。

 **観察ポイント**

身体的側面 ▶ **排尿状態**（回数・残尿感・尿の出にくさ・尿漏れ・夜間頻尿・尿閉・尿意の有無・尿の性状・混濁・血尿など）
全身状態（バイタルサイン・発熱・浮腫・陰部皮膚疾患・水分摂取量や状態・意識障害など）睡眠状態・排便状態・服薬や副作用の状況など

精神的側面 ▶ ストレス・抑うつ・焦燥感・悲しみ・不安・羞恥心・自信喪失・生きがい喪失など

社会的側面 ▶ **生活環境**（清潔保持・トイレ環境など）
介護環境（介護者・介護方法・尿取りパッドなどの福祉用具・食事や水分摂取状況など）対人関係・経済的問題など

ケアのポイント

1 排尿を我慢させない
2 水分補給をしっかりと行う
3 飲酒は控えめにする
4 適度な運動をする
5 刺激的な食べ物や高脂肪の食事は控える
6 適切な薬物管理
7 適切な福祉用具や排せつ環境・介護環境の整備

4 予防と治療

　第1期、第2期では薬物療法と生活指導が主体になり、第3期では外科的な治療と生活指導が主体になります。

　排尿の回数、尿の出が悪く、排尿に時間がかかるといった症状によって前立腺肥大の進行状態が判断できます。現在の症状がどんな状態か医師に説明します。また、前立腺がんでも同じような排尿障害が現れますので、その点でも医師に症状を詳しく伝えることが大切です。

　生活指導のポイントは「ケアのポイント」を参考にしてください。

5 よく使われる薬と服薬時の注意点

　尿路の平滑筋に働き尿道をゆるめて尿の出をスムーズにしたり、前立腺を小さくして排尿障害を改善する薬が使われます。

　前立腺肥大症には使えない薬や慎重に投与したい薬が多いので、他に服用している薬があれば必ず医師にお薬手帳を見せましょう。また、市販薬の風邪薬も前立腺肥大症に悪影響を及ぼすことがありますので市販薬でも医師や薬剤師に報告します。

6 かかわりの好事例

　入浴介助でヘルパーが訪問すると、通常は穏やかに部屋でテレビを見ているAさんが、いつもとは違い落ち着きがなく、苦しそうな表情をして、トイレへ行っては戻る仕草を繰り返します。何か具合が悪いのか聞いてみましたが、認知症もあり、言葉で自分の体調を伝えることができません。そこで、娘さんにAさんの様子を聞いてみると、朝から何回もトイレに行っていて、トイレも汚れているし、リハビリパンツも汚れているから尿は出ていますという返事でした。

　ヘルパーは入浴のため脱衣の介助をしましたが、Aさんの下腹部がパンパンに張っていることに気がつきました。確かにリハビリパンツの中にも尿失禁はありますが、いつもと比べ

主な医薬品（前立腺肥大症）

1 ● α1（アルファーワン）遮断薬（α1ブロッカー）

主な商品名	一般名	効能	副作用
● ハルナール ● ミニプレス ● ユリーフ ● フリバス ● エブランチル	● タムスロシン塩酸塩 ● プラゾシン塩酸塩 ● シロドシン ● ナフトピジル ● ウラピジル	α1受容体に作用し、尿路の平滑筋に働きかけ尿道をゆるめ尿の出がスムーズになります。	めまい、ふらつき、血圧低下、動悸、頻脈、吐き気など

2 ● ホスホジエステラーゼ阻害薬

主な商品名	一般名	効能	副作用
● ザルティア	● タダラフィル	尿路の平滑筋をゆるめ、膀胱の血流を改善し、排尿障害を改善します。	血圧低下、頭痛、勃起など

3 ● 抗アンドロゲン薬（黄体ホルモン薬）

主な商品名	一般名	効能	副作用
● プロスタール ● デポスタット （注射剤）	● クロルマジノン酢酸エステル ● ゲストノロンカプロン酸エステル	抗男性ホルモン作用で前立腺を縮小させたり排尿障害を改善します。	嘔吐、乳房の張り・痛み、頭痛、倦怠感など

4 ● 5α−還元酵素阻害薬

主な商品名	一般名	効能	副作用
● アボルブ	● デュタステリド	肥大した前立腺を小さくします。	乳房のはり・痛み、性的機能の衰えなど

5 ● 生薬・植物由来の薬

主な商品名	一般名	効能	副作用
● セルニルトン ● 八味地黄丸（はちみじおうがん）	● セルニチンポーレンエキス ● 漢方薬	植物のエキス製剤。排尿障害を改善します。	吐き気、食欲不振など

るとはるかに少ないです。尿が濃縮されているような色でもありません。バイタルサインも大きな変化はありませんが、冷や汗をかいているAさんになにか危険なことが起きていると感じました。

　ヘルパーは、Aさんが前立腺肥大症で薬物治療中であることを思い出し、トイレへ頻回に行くのは、尿がしたくても前立腺肥大症のため十分に出ずに残っていて、またすぐに尿がしたくなってトイレへ行くことの繰り返しではないかと考えました。家族に状況を説明した上でサービス提供責任者へ連絡し、すぐに受診していただくことにしました。外来で導尿が施行されると1100㎖の尿が一気に流出しました。やはり、前立腺肥大症で残尿が溜まって危険な状態だったのです。

　トイレへ頻回に行っていて、尿失禁もあるからといって、尿は十分に出ているとは限りません。きちんとアセスメントすることの必要性を教えてくれる事例です。

30 尿路感染症

1 どんな病気？

　尿路とは腎臓から尿道までの尿の通り道です。尿路感染症には、腎盂腎炎、膀胱炎、尿道炎があります。主として細菌の感染で炎症が起こり、さまざまな症状が現れます。膀胱炎は慢性化しやすいので注意が必要です。

　免疫力が低下した高齢者や、体力や抵抗力が低下したときに起こりやすいため、再発に対する対策も必要です。特に腎盂腎炎は再発を繰り返したり、左右の腎臓の機能が低下すると、腎不全まで進行することがあります。

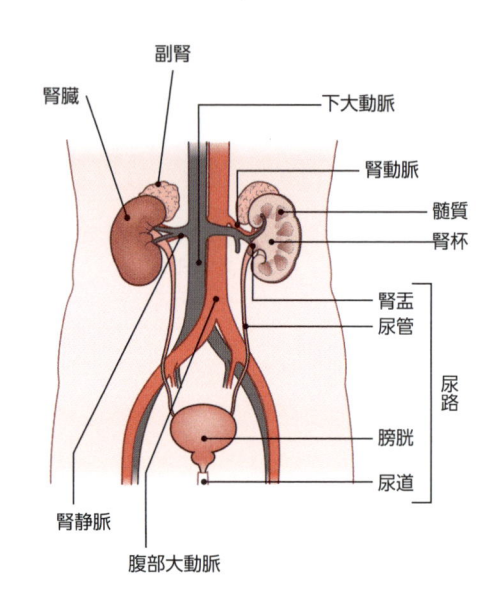

2 症状

　腎盂腎炎は高熱（39〜40℃）が出て、腹部や腰の痛みや倦怠感があります。また、感染で尿中に白血球が混じるため尿が濁ります。

　膀胱炎は、頻尿（排尿の回数が増える）が特徴です。健康な人の平均的な1日の排尿回数は約5〜7回ですが、10回以上になると頻尿です。ちなみに、健康な人の尿の1回排泄量は200〜400mℓ、1日で1000〜1500mℓです。頻尿になると1回排泄量は減ります。また、発熱がみられる場合があり、赤黒い血尿が出たり、膿が排泄されることもあります。膀胱炎は男性に比べて尿道が短い女性に多いのが特徴です。

3 観察とケアのポイント

　尿路感染症は主に自覚症状や尿の性状、随伴症状などの観察が重要です。高齢者は自覚症状がない場合もありますので、周りの者が早期の段階で医療機関へつなげることが必要です。

 **観察ポイント**

身体的側面 ▶ **自覚症状**（排尿時痛・残尿感・熱感・悪寒戦慄・頻尿・腰背部痛・排尿困難感・一回量の減少・尿道のかゆみなど）
尿の性状（悪臭・混濁尿・血尿・膿など）
随伴症状（発熱・倦怠感・腎盂腎炎の場合は高熱など）
内服や副作用の状況など

精神的側面 ▶ 羞恥心・不安・ストレスなど
社会的側面 ▶ 生活環境（おむつ内や排せつ後の清潔・我慢・トイレの場所や排せつ環境・水分摂取の状況など）、介護環境（人間関係・清潔ケアの頻度や方法・冷えのない環境整備など）、経済的問題など

ケアのポイント

1 セルフケア（水分を摂る。尿を我慢しない。体を冷やさない。陰部の清潔を保つなど）
2 環境整備（排せつ環境や介護環境を整備する）
3 免疫力や体力をつける生活の工夫
4 適切な服薬管理
5 再発や重症化を防ぐために、正しい知識をもってケアする

4 予防と治療

　尿路感染症の予防は、陰部や肛門の周りを清潔にし、尿意をもよおしたらできるだけ早く排尿します。また、水分を十分に摂るようにし、体を冷やさないようにします。
　早期に正しい治療を行い、慢性化をしないようにすることが大切です。受診の際は、尿

の異常、排尿時の症状を正しく医師に伝えます。尿の状態を医師に伝えないと、風邪と間違えられてしまうこともあります。

　急性期には体の保温と安静を心がけます。また、排尿時に痛みが起こるため、排尿回数を減らそうとして水分を控える人もいますが、逆に水分を十分に摂り、尿により細菌を洗い流すようにします。

5　よく使われる薬と服薬時の注意点

　尿路感染症は薬物療法（抗菌薬）でほとんど良くなります。尿検査で原因菌を調べる場合もあります。抗生物質は主として、セフェム系抗菌薬、ニューキノロン系抗菌薬が使われます。通常は3〜7日間服用します。症状が軽快したと思っても服薬の中止など自己判断せず、医師や薬剤師に相談し、指示に従います。

6　かかわりの好事例

　認知症のAさんは、自分の意思表示を言葉で表すことができない状況です。くも膜下出血の既往があり、排尿は膀胱留置カテーテルが入っています。

　ヘルパーは毎日、排泄ケア・清潔ケアで訪問していますが、いつも穏やかなAさんが、この日は険しい表情でベッドの中にいます。熱を計ると、37.5度の発熱があり、食事量も減っていて、家族も心配しています。ヘルパーは、なぜ発熱しているのか、なぜ険しい表情なのかを観察しました。咳や痰はありません。鼻汁もありません。水分の摂取量も少ないので尿量も減っていて濃縮尿が出ています。排便は普通便が多量ありました。導尿チューブの中には白い浮遊物が多くみられます。尿を破棄するといつもよりも悪臭がしました。ヘルパーは発熱と尿の悪臭から尿路感染症ではないかと考えてサービス提供責任者へ報告し、往診の先生に診察していただくことになりました。尿検査の結果、尿路感染症があることがわかり治療が開始されました。Aさんのように認知症のために自分の言葉で症状を伝えられない方がカテーテルなどを使用している場合は、介護者の観察が特に必要になります。

主な医薬品（尿路感染症）

1 ● セフェム系抗菌薬

主な商品名	一般名	効能	副作用
● ケフラール ● バナン ● セフゾン ● オラセフ ● トミロン ● フロモックス	● セファクロル ● セフポドキシム プロキセチル ● セフジニル ● セフロキシム アキセチル ● セフテラム ピボキシル ● セフカペン ピボキシル塩酸塩水和物	細菌の細胞壁の合成を阻害して、細菌を殺します。	吐き気、食欲不振、下痢、皮膚のかゆみ、蕁麻疹など

2 ● ニューキノロン系抗菌薬

主な商品名	一般名	効能	副作用
● クラビット ● シプロキサン ● トスキサシン ● オゼックス ● スオード ● グレースビット	● レボフロキサシン水和物 ● シプロフロキサシン ● トスフロキサシントシル酸塩水和物 ● プルリフロキサシン ● シタフロキサシン水和物	細菌が増殖するときに必要な酵素を阻害して細菌を殺します。	吐き気、食欲不振、下痢、まれに痙攣など

3 ● その他

主な商品名	一般名	効能	副作用
● オーグメンチン ● ファロム	● アモキシシリン水和物・クラブラン酸カリウム配合薬 ● ファロペネムナトリウム水和物	細菌の細胞壁の合成を阻害して、細菌を殺します。	吐き気、食欲不振、下痢、皮膚のかゆみ、蕁麻疹など

31 腎不全

1 どんな病気？

　腎臓は老廃物を尿として体外に出す大切な役割がありますが、それ以外に、体内の水分量や電解質を一定に保つ働きや、体が酸性やアルカリ性に傾くのを防ぐ働きなどがあります。

　腎不全は、高血圧や糖尿病など、いろいろな原因により、腎臓が障害を受けて腎機能が低下し、血液中の老廃物の排泄や尿の生成などが十分にできなくなり、それらが体内に溜まってしまった状態を言います。腎不全は腎臓の機能低下によって、尿毒症を引き起こす可能性もあります。

　慢性腎不全は程度の差はあれ、高齢者には高頻度でみられ、加齢の他、高血圧、糖尿病などが原因となる場合が多いです。

　尿毒症は末期腎不全の状態で、腎臓の機能のすべてが阻害されます。食事で摂取したタンパク質は、最終的に老廃物の一種である窒素代謝物となり、尿から排泄されますが、尿毒症になると、十分に排泄されず体内に溜まるため、神経症状・消化器症状・出血傾向等の症状が現れます。

図 ● 腎臓の働き

OK
体内環境を整える

血液を作る働きを助けるホルモンの分泌

尿を作る

血圧を調整する

ビタミンD　Ca
Ca吸収
ビタミンDを活性化し、骨を丈夫にする

2 症状

　慢性腎不全になると、貧血になったり、骨がもろくなり、電解質の調節ができなくなり、高カリウム血症（しびれる、知覚が過敏になる、吐き気など）を発症します。

　尿毒症の症状は、倦怠感、脱力感、疲労感、息切れ、吐き気、嘔吐、食欲の低下、むくみ（目の周りや足）、尿の出が悪い（乏尿）、不眠などの症状が現れます。重症化するとせん妄、昏睡、幻覚などの症状が現れることがあります。これらの症状は、腎機能の障害がかなり進行するまで気がつかないことがあり、特に高齢者では日常にみられる症状でもあるので注意してください。

　一方で、急性腎不全の場合は無尿あるいは濃縮尿が少量しか出ていないことから疑われます。まる1日ほとんど尿が出ていない場合は、すぐに医療につなげる必要があります。

3 観察とケアのポイント

　腎臓病は自覚症状が出にくいため進行してから気づくことが多く、初期の段階で発見することが難しい病気の1つです。尿毒症への移行を防ぐためにも、早期に発見できるように観察と対応が重要です。

 **観察ポイント**

身体的側面 ▶	自覚症状（しびれ・知覚過敏・吐き気・嘔吐・倦怠感・食欲低下・息切れ・呼吸困難・浮腫・尿量減少・不眠・動悸・貧血・夜間尿の増加・尿が泡立っている・高血圧・皮膚のかゆみ・頭痛・腹部膨満感・意識障害など）
精神的側面 ▶	不安・ストレス・焦燥感・あきらめ・抑うつなど
社会的側面 ▶	生活環境（食事や喫煙・運動・アルコール摂取・過労など）・指示通りの食事作りのための支援体制・経済的問題・介護環境など

ケアのポイント

1 生活環境の見直し（禁煙・アルコール摂取量の減少・過労防止・適度な運動・適切な室温や湿度・衣服などの調整）

2 適切な服薬管理

3 食事療法（医師の指示に従った食事摂取・水分摂取など）

4 症状の悪化を認めたら、速やかに医療へつなげる

4 予防と治療

　腎不全の進行に伴い医師の指示の下、食事療法や生活習慣の見直しを行います。

　初期の段階では、減塩（1日5～7g）、タンパク質の制限、カロリー摂取、カリウムやリンを多く含む食品を控える（海藻、生野菜、生の果物、納豆、チーズ、ハムなど）、アルコールの制限といった食事療法を心がけて、腎不全の進行を抑えます。また、定期的に飲水を行い脱水に注意します（特に熱中症、風邪）。生活習慣では、禁煙や適度の運動を心がけ、血圧もできるだけ130／80mmHg未満に保ちます。

　症状に応じて薬物療法も行います。さらに腎不全が進行（腎機能が正常の10％以下）して、尿毒症の症状（頭痛、嘔吐、不眠、食欲不振、全身のだるさ、意識障害、昏睡など）が強く現れると、人工透析による治療を行います。

人工透析

　人工透析は、機能が低下した腎臓の代わりに医療機器を使い、血液中の老廃物などを除去する治療法です。腎臓の機能が正常な人が100％とすると、7〜8％しか機能しない末期の腎不全の人が対象となります。

　人工透析には、血液透析と腹膜透析がありますが、血液透析が一般的です。血液透析は、血液を体外の血液透析器（ダイアライザー）に導いて血液中の老廃物を除去します。末期腎不全の人が透析を受けないと、尿毒症の症状が現れます。

　人工透析の頻度と透析に要する時間は、週3回、1回当たり3〜4時間が一般的ですが、計算上では健康な人の腎臓の約14％しか肩代わりできません。透析の時間を長くすればいいのでしょうが、つらい透析を短時間で終えたいのが患者さんの心情でしょう。

　人工透析をしている方の観察とケアのポイントは、できるだけ毎日体重を測り、塩分の過剰摂取の結果で起こる体重増加に注意します。また、カリウム（果物や生野菜など）も制限する一方、便秘にも気を配る必要があります。内シャント部を良い状態に保つために、圧迫を避け、傷つけないように注意します。

5　よく使われる薬と服薬時の注意点

　薬物療法では、降圧薬、利尿薬（降圧作用・むくみを取る薬）、腎不全の進行を抑える薬、高カリウム血症の薬、高リン血症の薬などが使われます。降圧薬のARB薬と利尿薬については、高血圧症薬（38ページ）をご覧ください。

医療用医薬品（腎不全）

1 ● ARB薬

38ページ参照

2 ● 利尿薬

38, 50, 101ページ参照

3 ● 腎不全に使われる薬

主な商品名	一般名	効能	副作用
尿毒症治療薬 ● クレメジン	● 炭素	腸内で有害物質を吸収・排出し、腎不全の進行を抑えます。	便秘、食欲不振など
高カリウム血症治療薬 ● カリメート ● アーガメイト ● ケイキサレート	● ポリスチレンスルホン酸カルシウム ● ポリスチレンスルホン酸ナトリウム	血中に増えたカリウムを腸内で吸着して排出します。	便秘、低カリウム血症など
高リン血症治療薬 ● カルタン ● レナジェル ● フォスブロック ● ホスレノール ● キックリン	● 沈降炭酸カルシウム ● セベラマー塩酸塩 ● 炭酸ランタン水和物 ● ビキサロマー	血中に増えたリンを吸着し、体内への吸収を抑えます。	腸管穿孔、腸閉塞など

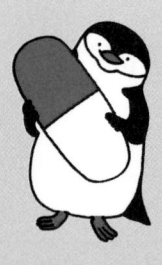

6 かかわりの好事例

　Aさんは慢性腎不全です。膀胱の神経に障害があり、自己導尿していますが、それもなかなかうまくできず訪問看護師が支援しています。

　昨日、看護師は訪問時のAさんの様子から、腎機能の悪化が考えられると判断し、その日のうちに受診してもらいましたが、Aさんは自分の症状をうまく説明できず、その結果、検査もされず特に変わりないと言われ帰宅されました。

　ヘルパーはいつもの訪問をしましたが、Aさんの様子が気になりました。心配ないと言われて受診から帰ったばかりですが、息苦しさがあり、ベッドに臥床することもできず、起座位で過ごしています。お腹も張って食べたくないと言い、大好きなアンパンさえも食べていません。自己導尿しても少ししか排尿がありません。

　ヘルパーは異常と判断し、訪問看護師に連絡しました。その結果、両肺に断続性副雑音を聴取し、打診では腹水も疑われたので、腎不全の悪化と考え、Aさんに同行して再受診することになりました。医師に状況を伝えると、レントゲン撮影が行われ、慢性腎不全の急性増悪から心不全を併発していることがわかり、入院となりました。

　受診して帰ってきたばかりなので大丈夫だろうと考えがちですが、ヘルパーが腎不全の症状を知っていて、観察ポイントを抑えていたからこそ看護師へつなげた好事例です。

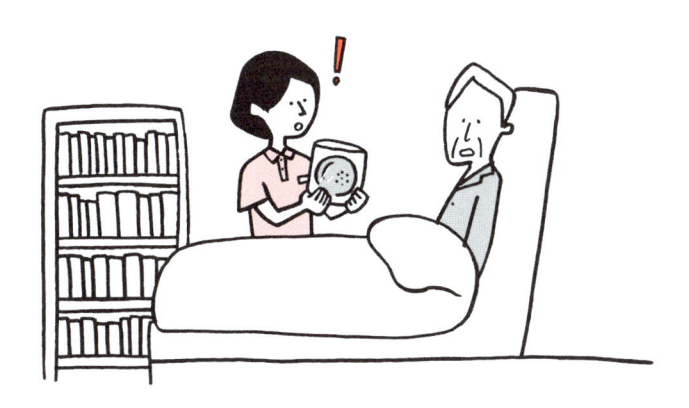

31

腎不全

32 めまい

1 どんな病気？

　めまいを訴える高齢者は多く、その表現はいろいろです。フラフラする、クラクラする、目が回る、フワーッとするなどです。

　一概にめまいといっても、その原因は多岐にわたります。大きく分けると中枢性めまい、末梢性めまいに分かれます。中枢性めまいは原因が脳にある場合で、脳血管障害（脳梗塞や脳内出血）による場合や、脳の血流障害（椎骨脳底動脈循環不全など）による場合があります。一方で、末梢性めまいは内耳が原因で起こるめまいです。内耳には三半規管、耳石器、前庭神経などがあり、これらの機能異常からめまいが起こります。そのなかで最も多いのは良性発作性頭位めまい症で、三半規管に耳石のかけらが入り込むことによって起こります。一方、メニエール病は内耳のむくみによって起こります。

　めまいを訴える方には、上記のめまいの他に、立ちくらみやふらつきをめまいと表現する場合が多くみられます。立ちくらみは起立性低血圧であったり、ふらつきが血圧の上昇によるものであることも多く、上記のめまいを起こす疾患以外の全身疾患からめまいを訴えることも少なからずあります。

図 ● めまいの種類と原因疾患

めまい	
中枢性めまい（10%）	脳血管障害、脳循環障害
末梢性めまい（50%）	良性発作性頭位めまい症、メニエール病
その他（40%、うち10%が前失神）	

2　症状

めまいの自覚症状は大きく3つに分かれます。

1 自分の周りがグルグル回って、立っていられないような回転性めまい
2 身体がフワフワしていて、地に足がついていない不安定な感じの浮動性めまい
3 気が遠くなり、意識を失いそうな感じの失神性めまい

1 は内耳性めまいに特徴的な症状で、メニエール病に多くみられます。メニエール病の場合、めまいの他に、耳鳴（実際には聞こえないのに「ジー」といった雑音が聞こえる症状）、難聴を伴いやすく、長く続く傾向がみられます。良性発作性頭位めまい症は頭を大きく動かしたときに起こるのが特徴で、寝ている状態から起き上がったり、急に後ろを振り向いたりしたときに起こりますが長くは続きません。

2 は良性発作性頭位めまい症の他、中枢性めまいで起こりがちです。

3 は前失神といって、失神の前兆であることがあり、注意を要します。

3 の場合や脳血管障害が疑われる麻痺などの症状が伴っている場合は危険なめまいとして意識しておく必要があります。

3　観察とケアのポイント

めまいの原因はさまざまですが、症状の表現は似ています。頭を急に動かしたときに起こる、あるいは良性発作性頭位めまい症であることが多く、体位変換により治す方法もありますが、多くの場合は自然におさまります。

メニエール病は多くの場合、耳鳴や難聴を伴うことが特徴です。注意すべきは、めまいのときに血圧が高くなっている場合があることで、めまいの訴えがあったら必ず血圧を測定します。血圧は高ければ高いほど緊急性も高くなり、麻痺などを伴っている場合も同様です。

次に大切なことは転倒予防です。めまいがあると室内でもよろけて転倒することがあるので、つかまるところを作るなど、転倒の予防に配慮して、骨折などの事故を防がなければいけません。

身体的側面 ▶ 自覚症状（めまいの程度・起こり方・経過・目や耳の異常の有無・回転性か非回転性か・眼振はあるか・動作との関係性など）
随伴症状（難聴・耳鳴・立ちくらみ・気が遠くなる感じ・冷や汗・悪心・嘔吐・嚥下障害・ろれつが回らなくなる・運動障害・嚥下障害・意識障害など）
ADLや運動量など

精神的側面 ▶ 不安・ストレス・焦燥感・抑うつ・苦痛など

社会的側面 ▶ 過労・臥床時間が長い生活形態・騒音や明るすぎる環境など

ケアのポイント

1 ろれつが回らない、運動障害や意識障害など脳の病気を疑う症状が出現したら緊急受診する
2 急に立ち上がったときにめまいがする立ちくらみは、ベッドから起き上がる前に、足を動かすなどして一気に起き上がらないようにする
3 めまいで転倒しても、危険がないように周りの環境を整備する
4 緊急性のないめまいのときは、照明を抑えた静かな部屋で、安楽な姿勢で安静を図る
5 本人のペースで動作を見守り、必要時に介助する
6 難聴や耳鳴でコミュニケーションがとりにくいときは、筆談など可能な方法を工夫する
7 過労やストレスのない生活環境を整備する
8 適切な服薬管理

4 予防と治療

　めまいにはさまざまな種類があります。医師は多くの場合、患者からの訴えで判断し、治療をスタートしますので、どのようなめまいなのか、いつ、何をしているときに起こるのか、持続時間、繰り返すのかなど、できるだけ具体的に症状を伝える必要があります。

　治療では、まず、めまいの原因となる基礎疾患を調べますが、その間もめまいが続くときは、対症療法としてめまいを止める薬を使います。服薬期間は原因によって異なります

が、再発を繰り返す場合も多く、不安感から長く服用する傾向があります。

予防のためには、睡眠を十分にとり、騒音の激しい場所は避けるようにします。ストレスもめまいの原因になるため、スポーツや趣味で気分転換をしましょう。

5 よく使われる薬と服薬時の注意点

メニエール病では内耳に溜まっているリンパ液を排出させる利尿薬とめまいによって精神的に不安定になるために抗不安薬が使われます。その他、耳鳴や難聴がある場合はビタミンB剤も処方されます。

高齢者は平衡感覚が衰えますが、薬の副作用によるめまいも増えてきます。薬剤性めまいが出やすい薬は、降圧薬、抗精神病薬、抗パーキンソン病薬、睡眠薬などです。

6 かかわりの好事例

Aさんは、このところ、ふらついて転びそうになることがあると言います。特に転倒して怪我をしたわけでもありませんが、動くことが怖いのであまり動こうとしません。

今日は入浴介助でヘルパーが訪問しましたが、表情はすぐれずに入浴に乗り気ではない様子です。ヘルパーはAさんに、転びそうになるときの様子を詳しく聞くことにしました。どんなときに転びそうになるのか、つまずくのか、ふらつくのか、グルグル眼が回るのか、フワフワして地に足がつかないのか、吐き気や手足の動きに左右差はないかなど、いろいろな表現で聞いてみました。

すると、転びそうになるときは、いつも立ち上がったり起き上がったりするときで、急に後ろへ引っ張られるような、気が遠くなるような感じがして転びそうになるとおっしゃいました。ヘルパーは起立性低血圧があるのではないかと思い、寝ているときの血圧と起き上がったときの血圧、さらに立ち上がったときの血圧を測りました。その結果、明らかに起き上がるときに血圧が下がることがわかりました。そこで、受診時に医師へ相談したところ、起立性低血圧と診断されました。内服薬が処方され、さらに医師のアドバイスで、起き上がる前に手足をベッド中で動かしてから起き上がるようにすると、症状が出にくくなりました。

主な医薬品（めまい）

1 抗めまい薬

主な商品名	一般名	効能	副作用
●メリスロン ●セファドール ●トラベルミン	●ベタヒスチンメシル酸塩 ●ジフェニドール塩酸塩 ●ジフェンヒドラミン・ジプロフィリン配合	脳や内耳の血液循環を良くし、平衡感覚にかかわる神経の働きを良くします。	口渇、吐き気、発疹など

2 利尿薬

主な商品名	一般名	効能	副作用
●イソバイド ●メニレット	●イソソルビド	内耳のリンパ液を排出させます。	吐き気、下痢、食欲不振、頭痛、不眠など

3 抗不安薬

主な商品名	一般名	効能	副作用
●リーゼ ●レスタス ●デパス ●ワイパックス	●クロチアゼパム ●フルトプラゼパム ●エチゾラム ●ロラゼパム	めまいに対する不安を抑えます。	眠気、ふらつき、脱力感など

4 その他

主な商品名	一般名	効能	副作用
●メチコバール ●アデホスコーワ	●メコバラミン ●アデノシン三リン酸二ナトリウム水和物	耳鳴、難聴、めまいに有効です。 内耳の血流を増加させます。	食欲不振、吐き気、胃の不快感など
●五苓散 ●苓桂朮甘湯 ●真武湯	●漢方薬	内耳のむくみをとります。 回転性めまいやふらつきを軽減します。 浮動感を軽減します。	過敏症、発疹、そう痒など

33 難聴

1 どんな病気？

　難聴は音が聞こえにくい状態をいいます。聴力検査で、20dB（デシベル：音の大きさを表示する単位）までを正常、21〜49dBを軽度難聴、50〜70dBを中等度難聴、71〜90dBを高度難聴、そして90dB以上を重度難聴と言います。

　難聴にはいろいろなタイプがあります。遺伝などが原因で起こる先天性難聴、長年にわたり大音量で音を聞き続けていると起きる騒音性難聴があります。高齢者がかかりやすい難聴は老人性難聴、薬剤性難聴、突発性難聴の3つです。

　老人性難聴とは、加齢による内耳（ないじ）や神経の老化による難聴です。50歳位から現れて、両耳で高い声が聞こえにくくなります。日常の生活で重要なことは、内耳から音を受け止める神経細胞の老化で、言葉の聞き取り能力の低下があることです。例えば、テレビのニュース解説のようなゆっくりした話し方では理解ができても、カフェで仲間とテンポの速い会話などにはついていくことが難しくなります。

　薬剤性難聴は薬の副作用で起こる難聴です。治療薬として使われていた結核の特効薬であるストレプトマイシンやカナマイシンなどの抗菌薬、利尿薬（フロセミド）、抗がん薬（シスプラチン）により内耳の感覚細胞が障害され難聴や耳鳴が起こることがあります。難聴が疑われる薬を服用するときは定期的に聴力検査を行い、聴力の低下がみられたら服薬の継続・中止を医師や薬剤師と相談します。

　突発性難聴は、文字どおり、ある日突然聞こえが悪くなります。突然、耳の詰まった感じがして、ときにはめまいや吐き気、嘔吐を伴います。他の難聴は原因がはっきりとわかっているのに対し、突発性難聴は原因がわかりません。内耳の循環不全、風邪などのウイルス感染、ストレスなどの要因が考えられます。

　難聴には、伝音性難聴、感音性難聴、混合性難聴という分類の仕方もあります。外耳や中耳の障害でおこる難聴を伝音性難聴といい、内耳や聴神経の障害でおこる難聴を感音性難聴と言います。そして、両方が混在して起こる難聴を混合性難聴といいます。伝音性難聴は外科的処置や薬剤投与、補聴器の使用などで難聴が改善される可能性がありますが、感音性難聴は治療が困難です。

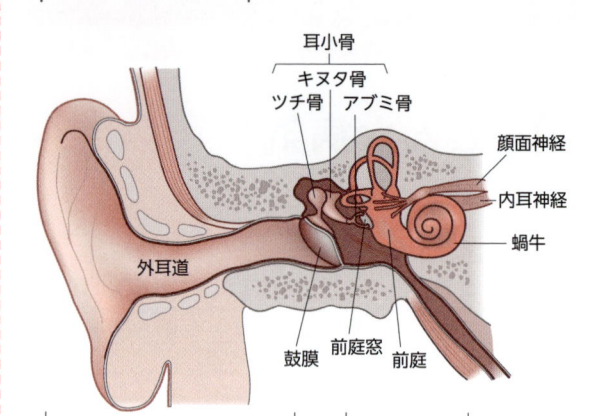

図 ● 耳の構造

2 症状

　老人性難聴は最初は高音域が聞こえ難くなり、やがて低音域が聞こえ難くなります。また、左右の聴力が同じ程度に低下するのが特徴です。

　薬剤性難聴は聞こえづらさの他、耳鳴やめまい、ふらつき、吐き気を訴えることがあります。

　突発性難聴は急に片耳が詰まった感じがして聞こえが悪くなり、音が響いて聞こえたり、耳鳴がしたり、音が耳触りだったりします。また、めまい、ふらつき、吐き気などを伴うこともあります。

3 観察とケアのポイント

　高齢者の方の難聴は、コミュニケーションが難しくなるなど日常生活に支障をきたします。難聴の原因は加齢や病気だけでなく、よく観察したら耳垢（みみあか）づまりによる伝音性難聴だったということも珍しくありません。難聴を加齢だからとあきらめずに、耳垢をとるなど適切

な治療で聞こえるようになる場合もあります。また高齢者の難聴は、高音が聞きにくい特徴があります。コミュニケーションの工夫として話し方や筆談などの対応が求められます。

　また、突発性難聴は発症早期に治療すれば完治も期待できるので、突然片耳の聞こえが悪くなった場合は突発性難聴を疑い、なるべく早く（遅くとも発症から2週間以内に）耳鼻科を受診することが大切です。

観察ポイント

身体的側面 ▶ 難聴の状態（程度・いつからか・徐々に聞こえなくなったのか・急に聞こえなくなったのか・程度の変化はあるのか・片耳か・両耳か・聞こえる音域など）
随伴症状（めまい・ふらつき・吐き気・嘔吐・耳鳴・耳の詰まった感じ・耳の痛み・浸出液や耳垢・発熱など）

精神的側面 ▶ ストレス・不安・抑うつなど

社会的側面 ▶ 過労・騒音などの環境・補聴器の不具合・薬剤の副作用・外傷など

ケアのポイント

1 早期に受診し、適切な治療を受けられるように医療機関へつなぐ
2 コミュニケーションの工夫をする（身振り手振り・筆談・口話・読話・低めの声で、ややゆっくり・あまり大きな声で話さない・短めの単語でわかりやすくなど）
3 適切な補聴器を使用する
4 薬剤使用などの既往の情報共有と服薬管理
5 外出時の事故などの危険予防
6 不安除去のための精神的支援

4 予防と治療

　耳の老化は、45歳頃から加速して、50〜60歳になると多くの内耳の神経細胞が変性したり、消失すると言われています。そのため、耳にやさしい環境を整えます。具体的には、長

い時間、騒音や高音のなかに身をおかない、ストレスを溜めない、適度な運動や音楽鑑賞、バランスのとれた食事を心がけます。

老人性難聴は、ゆっくりと進行します。家族や介護スタッフは「難聴のサイン」に気をつけて早めの対応をすることが大切です。「難聴のサイン」は①テレビの音を大きくしている、②玄関のチャイムや電話が鳴っても気がつかない、③聞き返すことが増えた、④声をかけても気がつかないなどです。

老人性難聴では、日常の生活に支障がある場合は、補聴器の使用を考えます。補聴器を検討する場合は、耳鼻咽喉科の専門医を受診し、聴力検査等により、補聴器が有効であるか診断してもらいます。

最近の補聴器は性能も使い勝手も進化しており、特にデジタル補聴器の進歩は著しいものがありますが、補聴器は高額であり、医療保険の適応外ですので、慎重に決めたいものです（ただし、医療費控除の適応は可能ですので医療機関に相談します）。購入後は、適切な調整とケアを受け、本人に適した補聴器にしていきます。

> **ワンポイント**
>
> 　言語や聴覚の障害および摂食・嚥下機能の障害のある人に適切な訓練や指導をして、失われた機能を回復させ、コミュニケーション能力を向上させることを業務とした専門職が「言語聴覚士（ST）」です。
>
> 　高齢化に伴う聴覚障害、脳梗塞などの脳血管障害による後遺症の増加などで、失語症の患者や嚥下障害者が増加することは間違いなく、今後、介護職との連携が注目されている専門職です。

5　よく使われる薬と服薬時の注意点

難聴の薬物療法には、ステロイド薬、脳循環・代謝賦活薬、抗めまい薬、代謝賦活薬、ビタミン薬があります。薬剤性難聴の原因となる薬剤には、抗菌薬、利尿薬、抗がん薬などがありますが、疑わしい場合は、主治医や薬剤師とよく相談して、薬の変更や減量など行います。

主な医薬品（難聴）

1 ● ステロイド薬

主な商品名	一般名	効能	副作用
●プレドニン	●プレドニゾロン	神経の炎症を抑えて難聴の症状を緩和します。	消化性潰瘍、不眠、イライラ感など

2 ● 脳循環・代謝賦活薬

主な商品名	一般名	効能	副作用
●サアミオン ●ケタス	●ニセルゴリン ●イブジラスト	脳の血流や代謝をよくして、難聴や耳鳴を改善します。	口渇、吐き気、頭痛など

3 ● 抗めまい薬

主な商品名	一般名	効能	副作用
●メリスロン ●セファドール	●ベタヒスチンメシル酸塩 ●ジフェニドール塩酸塩	脳や内耳の血管を広げ血流をよくします。	口渇、吐き気、頭痛など

4 ● 代謝賦活薬

主な商品名	一般名	効能	副作用
●アデホスコーワ	●アデノシン三リン酸二ナトリウム水和物	血管を拡張し血流をよくし、難聴を改善します。	ほとんどなし

5 ● ビタミン薬（ビタミンB12）

主な商品名	一般名	効能	副作用
● メチコバール	● メコバラミン	脳や神経機能を活性化させる機能があり難聴、耳鳴の症状を緩和します。	吐き気、食欲不振など
● フレスミン S	● ヒドロキソコバラミン酢酸塩		過敏症など

6 かかわりの好事例

　Aさんは肝臓病で食事療法が必要なため、3年前からヘルパーの支援を受けている独居の方です。訪問開始時から難聴でしたが何とか会話は成立していました。

　ヘルパーは食事作りで訪問していますが、Aさんの元気がないことが気になります。「おかしいんだな～。よく聞こえないんだよ」とため息をつきます。もともと難聴ですが、さらに聞きにくさが増している感じで、補聴器が必要かなと心配になりました。そこで、いつから聞きにくさが増したのか、他に症状はないかなどを聞くと、子どものころに中耳炎を繰り返し、親から耳はいじってはいけないと言われ、耳掃除はしたことがないという情報を得ました。ヘルパーは、もしかしたら耳垢が詰まって聞こえにくくなっているかもしれないと思い、耳鼻科を受診することを勧めました。

　その結果、やはり耳垢詰まりによる伝音性難聴でした。Aさんは50年間の耳垢を取ってもらうと、以前よりもよく聞こえるようになったと喜んで帰宅されました。

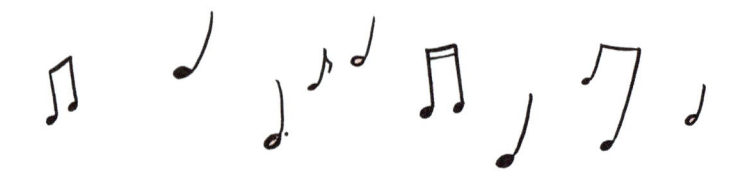

34 虫歯・歯周病

1 どんな病気？

　歯科の病気で一番多いのは虫歯です。虫歯は歯垢（しこう）に付いた細菌によって歯が段々溶けて、放置しておくと、エナメル質、象牙質、そして歯の中心にある歯髄の部分へと浸食が進行します。そして歯髄まで進むと激しい痛みが突然に襲うようになります。

　歯周病は歯肉炎と歯周炎の総称です。歯肉炎は歯茎（はぐき）の部分に炎症が起こっている状態です。歯に溜まった歯垢や歯石（しせき）の細菌が炎症を起こします。そのまま放置しておくと、歯と歯茎の間にポケットができて歯垢が徐々に溜まります。

　歯周炎は歯肉炎が悪化した段階です。歯周ポケットが深くなり歯槽骨（歯を支える土台）が溶けだすと、歯が動くようになり、最後は抜歯をしなければならなくなります。歯周病にならないように、日ごろから正しいブラッシングを行い、口の中を清潔にすることが大切です。

図 ● 健康な歯と歯周病の歯

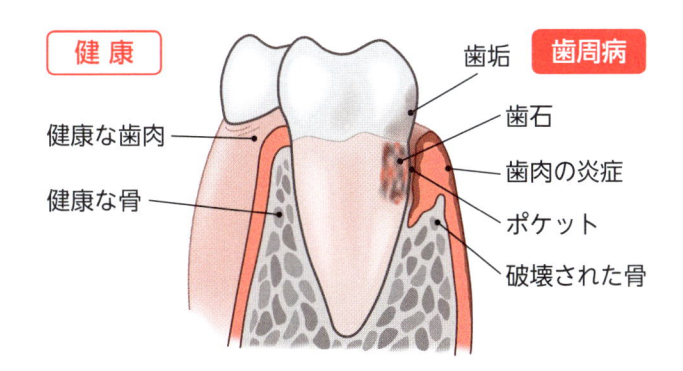

健康 | 歯周病

健康な歯肉　健康な骨

歯垢　歯石　歯肉の炎症　ポケット　破壊された骨

2 症状

　歯科の病気の症状には、共通の症状として、痛みや腫れ、感染による化膿や炎症があります。虫歯では、象牙質まで進むと冷たい水で歯がしみる、歯髄まで進むと激しい痛みが突然に襲うようになります。

　歯肉炎では、歯肉が赤く腫れる、歯磨きのときに血がでるなどの症状が現れます。

　歯周炎では、歯茎を押すと血や膿がでる、口臭がある、歯がぐらぐらするなどの症状があります。

3 観察とケアのポイント

　虫歯や歯周病、さらに高齢者では義歯のため食生活に支障をきたすことが多くあります。虫歯や歯周病は、早めに適切な治療が必要なことは言うまでもありませんが、高齢者は自覚症状が乏しかったり、伝えることが困難になっている場合が多いので周りの者の観察と対応が重要になります。また、痩せて義歯が合わなくなったために食べられなくなることもあるので、義歯の観察も必要です。

　もう1つ気を付けなければならないのが口腔内の汚染と誤嚥性肺炎の関係です。口腔内に食物残渣があったり不潔な場合、唾液誤嚥により誤嚥性肺炎を起こす可能性があります。肺炎予防のためにも口腔内を清潔にしておくことはとても重要です。

身体的側面 ▶ 痛みがある・歯茎が腫れる・冷たい物がしみる・朝起きたときに口の中がねばつく・歯磨きのときに出血する・歯肉がむずがゆくて痛い・口臭が気になる・硬いものが噛めない・歯肉が退縮して前歯が出たようになったり、歯が長くなる・歯と歯の隙間に食べ物が挟まる・歯がぐらついたり、抜けている・義歯が合わずに咬み合わせが悪い・口腔内乾燥・味覚の変化など

精神的側面 ▶ 悲しみ・抑うつ・あきらめ・いら立ち・不安など

社会的側面 ▶ 口腔内環境・口腔ケアの方法・食生活の様子・閉じこもり・介護環境など

ケアのポイント

1 口腔内の清潔保持と口腔機能の低下防止（セルフケアと必要時プロの介入でケア、唾液分泌の促進、嚥下機能の低下防止、口腔リハビリなど）
2 歯の状態に合わせた食事環境整備（食事形態・量・回数・介助方法など）
3 症状があったら、早期に医療機関へつなげる
4 感染症や発熱の予防
5 適宜、栄養剤使用などで栄養状態改善

4 予防と治療

　虫歯は早期に治療することが大切です。早期であるほど高齢者にも身体的な負担をかけずに治療できます。虫歯は局所的な治療でほとんど治ります。しかし、痛みや感染がある場合は解熱鎮痛薬や消炎酵素薬、抗菌薬を使います。

　歯肉炎は歯垢を取り、正しい歯磨きを行えばよくなります。そして、歯茎をマッサージするような歯磨きをします。歯肉炎になっても、歯周炎に進まないように早期の対応が大切です。歯周炎は、腫れや痛みなどの症状が強い場合が多いので、解熱鎮痛薬、消炎酵素薬や抗菌薬で症状を抑えてから治療を行います。

5 よく使われる薬と服薬時の注意点

　歯科でもらう薬は、他の病気に比べて服用期間が短く、服用量も種類も多くないのであまり神経質になる必要はありません。薬は主に炎症を抑えるものと、痛みを抑えるものが処方されます。

　歯科の治療はほとんどが外科的な処置が行われますので、狭心症や心筋梗塞、心房細動などで抗血小板薬や抗凝血薬を飲んでいる場合は、出血が止まりにくくなっているので事前に歯科医師に告げておくことが必要です。

6 かかわりの好事例

　Aさんは肺がんです。手術もできないし、化学療法もできないと言われ落ち込んでいます。ヘルパーは、一人暮らしのAさんの入浴介助で訪問しています。今日は、特に暗い表情をしています。「Aさん、どうされましたか。具合いが悪いですか？」「もうダメだ。俺はもう死ぬんだ……」暗い表情でポツンと話します。

　バイタルサインを測りますが変化はありません。「どうして、もうダメだと思うのですか？」「さっき、咳をしたら血が出た。肺がんが悪くなっているんだ」「咳をしたら血が出たんですね。赤い血ですか？　黒っぽいですか？　食べ物が混じっていることはないですか？」「真っ赤なんだ。肺から血が出れば真っ赤だって聞いた」「Aさん、この頃、硬いものが食べづらいと言ってましたよね。口の中を見せていただけますか。歯磨きで血は出ませんか？」「そう言われれば、血が出ている……」。

　口の中は歯茎が腫れています。歯茎が退縮して歯が長くなってきている感じもします。ヘルパーはAさんの言葉と食事の状況から、出血は肺からではなく、歯茎からの出血ではないかと考えて口の中を観察しました。そして、Aさんに説明して歯科受診を勧めるとやはり歯周病で口の中から出血していることがわかりました。

　Aさんは、歯周病の治療をして食事が普通にできるようになると、本来のAさんらしく明るく過ごせるようになりました。

主な医薬品（虫歯・歯周病）

1 ● 抗菌薬

84ページ参照

2 ● 口内炎治療薬

主な商品名	一般名	効　能	副作用
● アフタッチ ● サルコート ● デスパ	● トリアムシノロンアセトニド ● ベクロメタゾンプロピオン酸エステル ● クロルヘキシジン塩酸塩等配合物	口内炎などの炎症を抑えます。	投与部分の発赤、光線過敏症など

3 ● 歯周病治療薬

主な商品名	一般名	効　能	副作用
● ヒノポロン ● ペリオクリン ● ペリオフィール	● ヒドロコルチゾン酢酸エステル・ヒノキチオール・アミノ安息香酸エチル配合 ● ミノサイクリン塩酸塩	歯周ポケット内の炎症を取り、除菌を行います。軟膏	投与部位の疼痛、蕁麻疹、掻痒（そうよう）など

4 ● 非ステロイド性抗菌薬（NSAIDs）

111, 160ページ参照

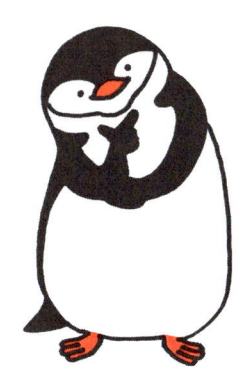

著者紹介

播本　高志 （はりもと・たかし）

ファーマ・ケア研究所 所長
薬剤師

1966年、京都大学薬学部卒業。大手製薬会社に入社し、国際本部学術部長などを経て、2000年4月ファーマ・ケア研究所を設立。高齢者介護と薬に関する啓発および経営の指導、人材の育成などに取り組む。2011年から2014年、神戸薬科大学非常勤講師、2015年から神戸あゆ調剤薬局勤務。
主な著書に『認知症ケアにおける基礎疾患と薬』、『高齢者ケア必携　よく使われる薬ハンドブック』（以上、中央法規出版）、『絵でわかる！疲れない、疲れさせない介護』（PHP研究所）など多数。

矢部　裕之 （やべ・ひろゆき）

医療法人社団英佑会矢部医院 院長
医学博士

1982年、東京慈恵会医科大学卒業。卒後、東京慈恵会医科大学青戸病院内科勤務。1989年、国立東京第二病院循環器科を経て、1994年より東京都杉並区で矢部医院を継承。
内科・小児科・循環器科の外来診療のかたわら在宅診療に力を入れている。認知症サポート医として地域の認知症患者のサポート業務を行っている。所属学会は日本内科学会、日本循環器学会、日本心身医学会、日本緩和医療学会、日本認知症予防学会など。

大澤　智恵子 （おおさわ・ちえこ）

清泉女学院大学看護学部基盤老年看護学 助教
一般社団法人日本プラウドケア教育協会 代表
看護師、救急救命士、ケアマネジャー

1981年、順天堂看護専門学校卒業。1998年、オーストラリア公立グリフィス大学卒業。2016年、国際医療福祉大学大学院修士課程修了。
内科・外来看護を経験後、ホテルに勤務。その後、介護・看護事業所を起業し、訪問看護師・ケアマネジャーとして20年以上従事。併せて、医療・福祉従事者の卒後教育を企画・運営する会社を設立し研修事業を行っている。さらに株式会社ソラストと共同で、介護職のスキルアップE-ラーニングを作成・運用し、身体観察介護士の資格取得コースの講師をしている。著書に『介護現場で活かすフィジカルアセスメント』（中央法規出版）他。

ケアにいかせる！　高齢者の病気と薬の知識

2019年9月10日　発行
2024年8月10日　初版第3刷発行

著　者　播本高志　矢部裕之　大澤智恵子
発行者　荘村明彦
発行所　中央法規出版株式会社
　　　　〒110-0016　東京都台東区台東3-29-1　中央法規ビル
　　　　営　　業　TEL 03-3834-5817　FAX 03-3837-8037
　　　　書店窓口　TEL 03-3834-5815　FAX 03-3837-8035
　　　　編　　集　TEL 03-3834-5812　FAX 03-3837-8032
　　　　https://www.chuohoki.co.jp/

装丁・本文デザイン　澤田かおり（トシキ・ファーブル）
カバー・本文イラスト　村山宇希
本文イラスト　イオジン
印刷・製本　大日本印刷株式会社

ISBN978-4-8058-5946-9